孩子睡好学好的秘密

杨波 主编

吉林科学技术出版社

图书在版编目（CIP）数据

孩子睡好觉的秘密 / 杨波主编. -- 长春 ：吉林科学技术出版社，2024. 6. -- ISBN 978-7-5744-1501-0

Ⅰ．R749.94

中国国家版本馆CIP数据核字第2024RK1882号

孩子睡好觉的秘密
HAIZI SHUIHAO JIAO DE MIMI

主　　编　杨　波
出 版 人　宛　霞
责任编辑　井兴盼
策划编辑　深圳市弘艺文化运营有限公司
封面设计　深圳市弘艺文化运营有限公司
制　　版　深圳市弘艺文化运营有限公司
幅面尺寸　170 mm×240 mm
开　　本　16
印　　张　11.25
字　　数　170千字
页　　数　180页
印　　数　1—5000册
版　　次　2024年6月第1版
印　　次　2024年6月第1次印刷

出　　版　吉林科学技术出版社
发　　行　吉林科学技术出版社
地　　址　长春净月高新区福祉大路5788号出版大厦A座
邮　　编　130118
发行部传真 / 电话 0431-81629529　81629530　81629231
　　　　　　　　　　81629532　81629533　81629534
储运部电话　0431-86059116
编辑部电话　0431-81629380
印　　刷　吉林省创美堂印刷有限公司

书　　号　ISBN 978-7-5744-1501-0
定　　价　49.80元

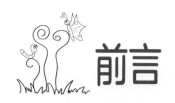# 前言

对于绝大多数父母来说，孩子的睡眠质量绝对是值得关注的头等大事。确实，睡眠对孩子的生长发育有着非常重要的作用。孩子刚从妈妈肚子里出来时的最佳状态就是"吃得好"和"睡得好"。"吃"和"睡"互相促进、相辅相成，都特别重要。

然而，孩子的睡眠问题会让父母在心里产生千千万万个疑问："孩子明明睡着了，怎么一放到床上就醒了？""孩子夜里频繁醒来，是肚子饿了吗？""孩子早上很早就醒了，要不要直接起床？""孩子白天小睡几次才行？""孩子大了，不肯午睡怎么办？""孩子睡觉蹬被子怎么办？"……

事实上，随着月龄的增长，孩子会出现越来越多的睡眠问题。良好的睡眠习惯需要从小培养，父母要随着孩子月龄的增长及时做出相应的调整。

本书旨在让每个孩子睡好觉。在这里，父母会了解到：孩子的白天小睡与夜间睡眠同等重要；入睡是一种可以学习的能力；越早培养孩子的睡眠习惯越好；孩子每天的作息是可以非常规律的；孩子睡觉时蹬被子、尿床、磨牙等问题的对策……

每个孩子都是一个独立的个体，出现的睡眠问题也千差万别，解决孩子睡眠问题的"万能钥匙"是不存在的。但是，只要能够充分了解有关孩子睡眠的知识，父母就可以分析出孩子出现睡眠问题的原因，知道怎么解决这些问题。

　　祝每个孩子都能一夜好眠。

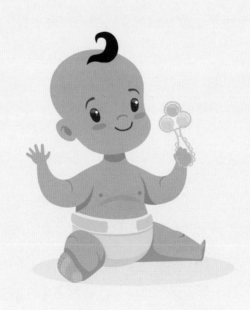

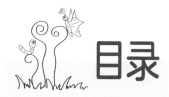

目录

第一章 初识孩子的睡眠

第二章　0 ~ 3 月龄孩子：大部分时间在睡觉

第三章 4~12月龄孩子：睡眠习惯养成关键期

第四章　1 ~ 3 岁孩子：正确训练睡眠

第五章 4～6岁孩子：尝试独立睡觉

第六章　常见睡眠问题答疑

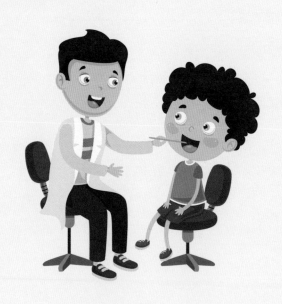

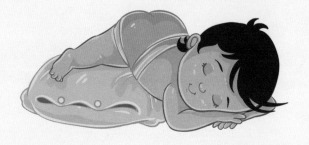

第一章

初识孩子的**睡眠**

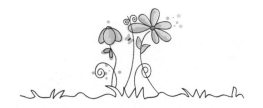

　　睡眠是维持身体健康的必要手段。儿童时期是孩子身体的生长发育期，也是孩子代谢和行为模式发展形成的关键期。睡眠问题对于孩子和父母来说，都是值得关注的大问题。

判断孩子的睡眠是否健康的标准

众所周知，睡眠质量对孩子的健康成长有着至关重要的作用。充足且高质量的睡眠是帮助孩子大脑发育的"脑黄金"。那么，父母应该如何判断孩子的睡眠模式是否健康呢？

父母不妨从以下四个方面观察孩子的睡眠模式：

● 夜晚和白天的睡眠持续时间；

● 小睡次数；

● 小睡持续时间；

● 睡眠规律。

需要注意的是，这几个方面是相互作用、相辅相成的，共同影响孩子的睡眠。

另外，孩子的睡眠模式也不是一成不变的。孩子的睡眠在逐渐成熟的过程中，会出现以下5个比较大的变化：

● 孩子在1.5月龄时，夜晚的睡眠时间会延长；

● 孩子在3月龄时，白天的睡眠开始规律化；

● 孩子在9月龄时，白天的小睡次数会变少，夜里醒来吃奶的次数也会变少；

● 孩子在12~21月龄时，清晨的小睡会消失，白天的小睡和夜晚的睡眠逐渐形成规律；

● 孩子在3~4岁时，午后的小睡次数也会变少。

父母如果能够根据孩子睡眠模式的变化及时做出调整，孩子的睡眠质量就会很好。父母如果没有注意到这些变化，没有及时调整育儿方式，孩子就容易感到疲倦，出现睡眠质量下降的情况。

了解孩子的睡眠—觉醒周期

睡眠—觉醒周期，简称睡眠周期，在AEEG（动态脑电图）上表现为正弦波样的周期变化。

对于成人来说，睡眠周期主要包括非快眼动睡眠和快眼动睡眠。其中，非快眼动睡眠分为四期：一期为入睡期；二期为浅睡期，比较容易被唤醒；三期为中睡期，要很大声响才能被唤醒；四期为深睡期。在快眼动睡眠阶段，眼球会快速地上下左右转动，全身肌肉松弛，尚有躯体抽动、呼吸和脉搏加快等间断的阵发性表现。大多数人在此阶段会做梦，并易被唤

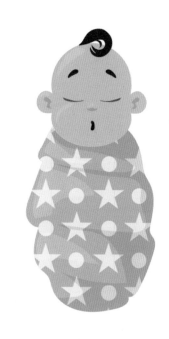

醒。成人的睡眠是这几个阶段循环出现，一个循环就是一个睡眠周期。

孩子的睡眠周期与成人的睡眠周期是不一样的。

新生儿（从断脐到出生后28天的婴儿）在睡着后首先进入活动睡眠阶段（类似于成人的快眼动睡眠阶段），肌肉偶尔会抽动，手臂可能会乱挥，甚至还会哭几声；接着从活动睡眠阶段进入安静睡眠阶段（类似于成人的非快眼动睡眠阶段）。在每个睡眠周期结束后，新生儿要么会顺利进入下一个睡眠周期，要么会哭泣甚至醒过来。新生儿的活动睡眠时间和安静睡眠时间大致相等。新生儿的一个睡眠周期一般会持续0.5~1小时。

孩子在4月龄时，入睡后会先进入深度的安静睡眠阶段，并且睡得香甜安稳；0.5小时后，会从安静睡眠阶段进入活动睡眠阶段，直至一个睡眠周期结束。孩子如果能接着睡，就能进入下一个睡眠周期；如果烦躁地醒来，说明

还没有掌握接觉的技能。4月龄的孩子的活动睡眠比例会下降到40%左右。
0~6岁孩子活动睡眠的比例变化如表1-1所示。

表1-1　0~6岁孩子活动睡眠的比例变化

不同阶段	活动睡眠的比例
足月新生儿	50%
4月龄	40%
3岁	30%
6岁	25%

　　4月龄孩子的睡眠模式开始向成人的睡眠模式转变，一个睡眠周期的持续
时间也开始逐渐变长。虽然他们的睡眠周期还没有成人的睡眠周期那么长，睡
眠阶段也没有成人的睡眠阶段那么明显，但是他们确实是在一点一点地进步。

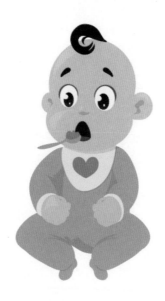

孩子的睡眠时间

孩子在不同阶段需要的睡眠时间也是不同的。随着时间的推移，他们的活动时间会增多，睡眠时间会减少。

根据世界卫生组织《5岁以下儿童的身体活动、久坐行为和睡眠指南》、美国国家睡眠基金会和中国营养学会等推荐意见，我国0~12岁孩子的推荐睡眠时间如表1-2所示。

表1-2 我国 0 ~ 12 岁孩子的推荐睡眠时间

年龄	推荐睡眠时间 / 时
0 ~ 3 月龄	14 ~ 17
4 ~ 12 月龄	12 ~ 15
1 ~ 2 岁	11 ~ 14
3 ~ 5 岁	10 ~ 13
6 ~ 12 岁	9 ~ 12

父母在采纳表1-2推荐的睡眠时间时，不要教条，应该以孩子的健康状态为准。

下面我们来细化一下不同月龄孩子所需要的睡眠时间。

新生儿的睡眠时间

《中国婴幼儿睡眠健康指南》指出，新生儿每天需要16~18小时的睡眠时间，刚出生的那几天很可能还会睡得更久一些。新生儿每天除了吃奶与排泄所占的6~8小时外，其余时间都处于睡眠状态，由一个睡眠周期进入另一个睡眠周期，昼夜节律尚未建立。

1~3月龄孩子的睡眠时间

父母可以帮助1~3月龄的孩子逐渐养成规律睡眠的习惯。此阶段孩子的正常睡眠周期约为1.5小时。如果父母在晚上七八点的时候哄孩子入睡，约3个小时后，孩子会醒一次。此时，父母用合适的方式安抚孩子，就可使孩子顺利进入下一个睡眠周期。

4~6月龄孩子的睡眠时间

4~6月龄的孩子每天需要12~16小时的睡眠时间，白天小睡会减少到3次左右，每次小睡的时间会慢慢变长。在这个阶段，孩子的夜间自主入睡能力逐渐提高，能依靠自己顺利入睡。

7~12月龄孩子的睡眠时间

7~12月龄的孩子白天睡长觉的可能性变大，会出现每天2~3次的规律小睡，一般是上午睡1次、下午睡1次，每次睡1~2小时，夜间睡眠10~12小时。

1 ~ 3 岁孩子的睡眠时间

　　1~3岁的孩子每天需要11~14小时的睡眠时间。此阶段孩子的夜间睡眠时间明显长于白天睡眠时间。不过，他们的睡眠时间的长短并不是绝对的，也是因人而异。

4 ~ 6 岁孩子的睡眠时间

　　一般来说，4~6岁孩子的夜间睡眠时间为10~11小时，白天睡眠时间为1~2小时。需要父母注意的是，这个年龄段的孩子每天需要的睡眠时间取决于当天的活动量，以及身体状态、生活状态等。4岁的孩子如果白天能小睡一会儿，其适应能力会更强。白天的小睡并不会影响夜间的睡眠，除非白天的小睡时间过长或者睡得太晚。

7 岁及 7 岁以上孩子的睡眠时间

　　7岁及7岁以上的孩子每天会睡9~12小时，且已经不需要白天的小睡。大多数此阶段的孩子已经完全能够自己入睡和重新入睡了，而且能够记得做过的梦，还会用生动的语言把梦境描述出来。不过，他们有时候也会十分抗拒上床睡觉或者找各种借口不睡觉。如果这些情况持续出现，父母就需要引导孩子白天多运动，即适当加大孩子白天的运动量。

孩子缺觉的表现

　　前文说过，推荐睡眠时间并不能机械地被套用在每一个孩子的身上。相较于睡眠时间，孩子的状态更能反映出孩子的睡眠健康程度。

　　正常状态的孩子应该是情绪稳定的，既不激动也不易怒，更不会过于兴奋。孩子如果看上去过于兴奋，状态又不稳定，一会儿笑一会儿哭，很有可能就是缺觉了。

　　缺觉的孩子会出现以下四种情况：

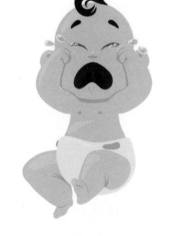

　　● 玩耍的时候情绪不稳定，经常莫名其妙地发脾气、尖叫、哭闹；

　　● 在以往应该睡觉的时间里一边揉眼睛、吃手，一边哭闹，看起来已经很困了，但就是不肯睡，需要父母借助多种方法将其哄睡；

　　● 需要父母长时间的哄睡或者吮吸着东西才能入睡，且易醒；

　　● 白天小睡时间特别短，晚上也会醒来很多次，醒了也不能自己入睡。

　　如果孩子出现以上情况，说明他们处于缺觉的状态。如果这种状态迟迟得不到改善，就会影响孩子的健康。所以，一旦发现孩子有以上情况，父母就需要及时采取措施改善孩子的睡觉状态，让孩子拥有健康的睡眠。

睡眠不足对孩子的影响

可能有些父母会觉得，自己家的孩子天生就不爱睡觉，既然孩子在23:00还不想上床睡觉，就说明孩子不需要那么多的睡眠时间。实际上，这种想法是错误的。睡眠对于孩子的成长有着非常重要的意义，好好睡觉的能力也不是天生的，需要后天培养。

以下四个问题有助于父母判断孩子是否存在睡眠不足的问题：

● 每次外出时，孩子是不是一上车就会睡觉。

● 大多数情况下，孩子需要父母叫醒，否则就不肯起床。

● 孩子在白天情绪低落，容易发脾气或暴躁。

● 孩子白天比较黏人，不愿独自玩耍。

对于以上问题，如果父母的回答都是"是"，就说明孩子很可能存在睡眠不足的问题。

一项针对591个孩子的研究显示，睡得少的孩子更有可能出现超重、注意力不集中、情绪不稳定的情况。

那么，具体来说，睡眠不足到底会给孩子造成哪些不良影响呢？

影响生长发育

孩子的身高除了会受到遗传因素的影响外，还与营养、锻炼及生长激素的分泌有关。人在夜晚熟睡时分泌的生长激素是白天的5～7倍，而睡眠不足会导致生长激素分泌不足，阻碍孩子的正常生长发育，很容易让本该长高的孩子长不高。

免疫力降低

我们在睡眠状态时，呼吸会减缓，血液流动速度会下降，肌肉会松弛。这个时候正是蛋白质合成与修复的时候，良好的睡眠有助于体力的恢复。如果睡眠不足，孩子的免疫力就会降低，而免疫力降低易引发许多疾病。

脾气暴躁、情绪低落、爱哭闹

从心理学的角度来看，睡眠处在人类生命金字塔的底端，是我们生存最基本的保障条件。如果睡眠需求长期得不到满足，就很容易引发精神上的烦躁、焦虑不安、情绪不稳等问题。睡眠质量不高易导致孩子在清醒的时候也无精打采，动辄哭闹、黏人，不愿意自己玩耍。

学习能力不佳、记忆力差

0～6岁是孩子大脑发育的重要时期。孩子在熟睡之后，脑部的血液流量明显增加，有利于促进脑蛋白的合成及智力的发育。如果长期睡眠不足，就会破坏脑部负责近期学习记忆的海马神经区域，导致孩子学习能力不佳、记忆力变差。

留意婴儿犯困的迹象

很多父母特别不理解，婴儿（0～12个月的孩子）困了为什么不睡觉，反而还闹觉呢？这是因为婴儿太小，还不具备自己入睡的能力。这就要求父母及时留意婴儿犯困的迹象。如果父母错过了婴儿犯困的迹象，婴儿就会烦躁不安甚至兴奋过度，更难入睡。想在婴儿刚开始犯困的时候就把他们抱到床上睡觉，就需要父母及时辨别出婴儿犯困的迹象。那么，不同阶段的婴儿有哪些犯困的迹象呢？

0～3月龄的婴儿

0～3月龄的婴儿犯困的迹象包括烦躁、发脾气、哭闹、弓起背、握紧拳、双腿不停晃动、目光呆滞、扭头看别处、扭动身体等。

4～6月龄的婴儿

4～6月龄的婴儿逐渐能够控制他们的四肢，所以他们犯困的迹象包括揉耳朵、揉鼻子、揉眼睛、揪头发、打呵欠、扭动身体、黏人等。

7～12月龄的婴儿

7～12月龄的婴儿对外界越来越好奇，常会因为不想错过某件事情而变得抗拒睡觉。所以父母需要及时发现他们犯困的迹象，如情绪不佳、打呵欠、揉眼睛、黏人、对玩具或食物没兴趣、注意力难以被吸引等。

看懂婴儿睡醒后的表达

婴儿睡醒后，常常会出现丰富的表情和各种肢体动作。这些表情和肢体动作往往代表着婴儿想要对父母说的话和对周围世界的感知。父母若能读懂婴儿的表情和肢体语言，就能理解其需求。

"我还没睡醒"

婴儿在正常睡眠的时候，尤其是进入安静睡眠阶段后，身体会很放松，除了偶尔出现细微的动作外，几乎没什么活动，且呼吸均匀。父母这时候要把室内的光线调暗一些，并保持安静。如果到了喂奶的时间婴儿还没醒，父母也不要弄醒婴儿，要等其自然醒来。

婴儿有时会微微睁开眼睛，稍微活动一下手和脚，偶尔还会皱皱眉毛，父母这时不要去打扰婴儿，因其很可能正处于活动睡眠阶段，并没有完全清醒。父母如果在这时给婴儿喂奶、换尿布，就会干扰其睡眠，致其哭闹不止。

"我想找妈妈"

如果婴儿睡醒后高兴地冲父母笑，或者咿咿呀呀地和父母说话，或者手舞足蹈，说明婴儿睡得很好，而且已经完全睡醒。婴儿睡醒后通常最希望看到自己最熟悉的人，否则就可能哭闹。这时，只要父母把婴儿抱起来安慰一下，和婴儿说说话，婴儿就会止住哭声。

"拉臭臭了"

婴儿如果突然皱起眉头哭闹，或者四肢有力地蹬来蹬去，情绪很不稳定，小脸发红，那么多半是尿了或者拉了，需要父母及时为其更换衣裤。排泄物对婴儿的皮肤有刺激性，如果迟迟得不到清理，婴儿娇嫩的皮肤就会充血、发红，久而久之就会出现尿布疹。

"太热了"

婴儿的散热能力差，在睡眠时如果出现满身是汗、头部也湿漉漉的情况，就很可能是穿得、盖得太多，被热醒了。这时候需要父母及时给婴儿擦汗并更换衣服。

"我渴了""我饿了"

婴儿睡醒后，如果哭闹得厉害，即使被抱起来哄也不能停止哭闹，而且有张合嘴唇、吞咽的动作，那么多半是渴了或者饿了。这时应给婴儿哺乳或补充配方奶粉等食物。

"我害怕"

婴儿在睡眠中如果突然尖叫、大哭，那么多半是受到了惊吓。这时候需要父母马上抱起婴儿，轻轻晃拍婴儿全身，柔声安抚，使其从惊吓情绪中摆脱出来。

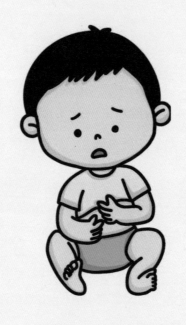

第二章

0～3月龄孩子：大部分时间在睡觉

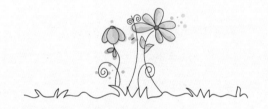

　　0～3月龄的孩子除了吃奶、换尿布、玩一会儿，大部分时间在睡觉。不过，并不是所有的孩子都能睡得好，很多睡眠问题会在这个时间段显现出来。

新生儿的睡眠特点

我们所说的新生儿，一般指的是出生1个月之内的孩子。新生儿在刚出生的那几天特别能睡，之后会逐渐增加醒来的时间，开始观察周围的环境和人，还会与父母互动。

第1周

大多数新生儿在出生后的第1天会清醒1个小时左右，然后开始长达14～20小时的深睡眠。对于刚出生的新生儿来说，吃了睡、睡了吃是正常现象。新生儿只有睡眠充足，才能够保证身体的正常发育。

此时新生儿还没有形成规律的生物钟，有可能出现黑白颠倒的现象，即整个白天都在睡觉，到了晚上反而十分清醒。因此，父母不要根据时间来安排新生儿的日常活动，新生儿饿了，就应给他喂奶；新生儿尿湿了，就应给他换尿布；新生儿困了，就应让他睡觉。一切按照新生儿的需求来进行就是最好的。

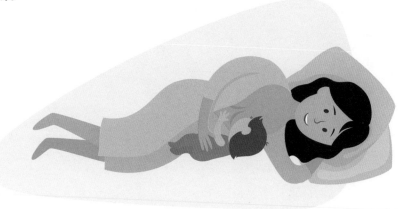

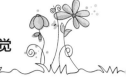

第2～4周

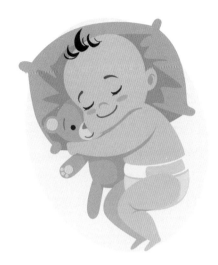

　　新生儿在出生后的第2～4周，会出现一些变化。例如，新生儿在即将睡着或就要醒来的时候，身体有时会突然抽动一下；从昏昏欲睡进入熟睡状态时，新生儿的眼睛可能会向上翻。这些变化都与新生儿的生长发育有关，属于正常现象。

　　处于这个阶段的新生儿，因为生物钟还没有形成，有时候会睡得久一些。一些父母就会担心新生儿这样睡下去会不会饿着，犹豫要不要把睡梦中的新生儿叫醒。这种情况如果发生在白天，父母可以把新生儿叫醒；如果发生在晚上，父母可以等新生儿自己醒来后再喂奶。

　　需要注意的是，照顾新生儿的人，尤其是妈妈，要多加休息。有的新生儿每天除了睡就是吃，很少哭闹；有的新生儿却需要妈妈为其投入全部精力，导致妈妈心力交瘁。妈妈这时候就要让自己学会放松，如在新生儿小睡的时候，也抓紧时间小睡一下。用摇篮、安抚奶嘴等有助于入睡的工具来抚慰新生儿，可以有效降低妈妈的劳动强度。

　　有的新生儿在这段时间的白天睡眠会少很多。造成这个问题的原因可能是其听觉和视觉发育较快，能够较早地接收外界的声音和光线刺激，而这些声音和光线刺激在一定程度上超出了其承受能力。

2月龄孩子的睡眠特点

随着生理机能和神经系统的进一步发育，2月龄孩子在睡眠方面逐渐出现了一些复杂的情况，如不肯入睡、黏人等。

第5～6周

孩子在5～6周时的夜间睡眠开始变得有规律。他们对玩具的兴趣越来越大，玩游戏的劲头也越来越高，表达情绪的方式也越来越多。他们可以把头抬起来一下，并且开始跟父母互动。

不过，这个阶段的孩子往往会出现不肯入睡、黏人的现象。他们的神经系统发育尚未成熟，还不能控制自己的行为。父母可以这样来帮助孩子调整规律睡眠：当孩子昏昏欲睡时，把孩子放到床上，让其入睡。由于此时孩子的清醒时间一般不会超过2小时，所以父母不要长时间逗孩子。

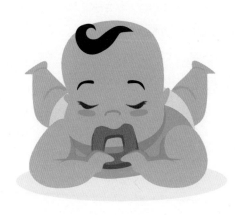

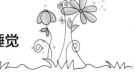

第7～8周

对于大部分7～8周的孩子来说，黑白颠倒的情况会消失，晚上入睡的时间也会固定下来，有的是在18：00左右，有的是在19：00左右。与此同时，他们无间断的睡眠时间也会变长。

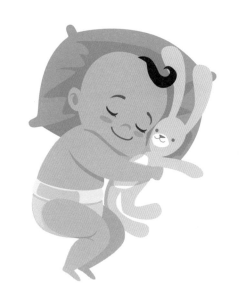

另外，这个阶段的孩子往往处于黏人型睡眠和轻松型睡眠之间。如果孩子属于前一种，那么他们在白天就会出现入睡困难、小睡时间短的情况；如果孩子属于后一种，那么他们似乎就比较容易照顾，因为他们可以在白天的任何时间、任何地点睡着，但到了晚上也会有一段时间非常黏人。

如果孩子在短时间内频繁出现烦躁、易怒，甚至拍打自己耳朵的行为，就意味着孩子开始犯困，需要睡觉了。此时，父母就要做好抚慰孩子入睡的准备。

处于此阶段的部分孩子可以自主入睡了。有的孩子躺在床上玩着玩着就睡着了；有的孩子喜欢吃手，吃着吃着就睡着了：这就是我们常说的"天使宝宝"。他们的夜间睡眠时间会变得更长，很多孩子在夜间能连续睡6小时，夜醒1～2次。

3月龄孩子的睡眠特点

　　3月龄的孩子会露出可爱的微笑，有时还会发出咕咕声，会用大笑甚至尖叫来表达情绪；夜间睡眠变得更加有规律，但白天的小睡依然短暂且不规律。

　　在这一阶段，孩子经常会出现这样的情况：到了睡觉的时间，玩耍的兴致依然很高，丝毫没有想睡觉的迹象。之所以会出现这样的情况，是因为孩子可以自主抬头并且能保持一段时间，眼睛会对焦、追视，手能击打物体，这使他们对外界越来越感兴趣，开始享受这个奇妙的世界。父母的温柔耳语、玩具，都是那么新奇和美妙，他们享受父母的陪伴，不想去睡觉。

　　因此，父母要随时注意孩子的动态，以便及时发现他们的睡眠需求，不能让孩子因过于兴奋而无法入睡。当孩子清醒的时间达到2小时时，父母就要把孩子放在半安静或者完全安静的环境中帮他入睡。孩子需要睡觉时，父母应尽量让他待在一个安静、稳定的环境中，如安静房间的婴儿床、大床上。这种安静、稳定的睡眠环境会让孩子的睡眠质量变得更好。尽量避免让孩子在晃动的环境中入睡，因为晃动的环境会导致孩子的大脑始终处于浅睡眠阶段，并且会削弱睡眠带给孩子的恢复力。

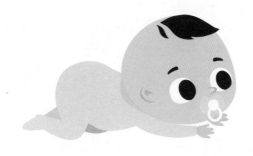

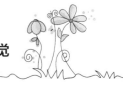

0～3月龄孩子睡眠的高发问题及解决方案

处于这个阶段的孩子在睡眠方面会有一些高发的问题。我们就这些高发问题给出了一些解决方案，希望对改善孩子的睡眠有所帮助。

放下后容易醒

放下后容易醒，主要是指被抱着入睡的孩子被放到床上后就会醒来。放下后容易醒的原因主要有以下四个：

● 孩子还处于活动睡眠阶段，本身就很容易醒；

● 孩子被放下的时候，头先接触到床，引起了惊跳反射；

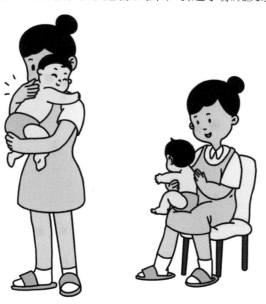

● 床上与家人的怀里有温度差异；

● 父母在孩子吃饱后没有拍嗝就哄睡，导致其胃食管反流。

因此，想解决放下后容易醒的问题，父母就要从以下四个环节入手：

● 不要在孩子刚睡着的时候就将其放到床上，可等其睡熟一点儿再放到床上；

● 先让孩子的屁股"落地"，再慢慢地让孩子的全身"落地"；

● 抱着孩子哄睡的时候先在孩子的颈部垫一块毛巾，放下孩子的时候连毛巾一起放下；

● 孩子吃饱后先给孩子拍嗝，竖着抱一会儿后再哄睡。

当然，想从根本上解决放下后容易醒的问题，父母就不要抱着哄睡孩子，可以直接将孩子放在床上哄睡，这样孩子睡着了也不需要挪地方，自然会睡得好。不过，新生儿无法完全避免抱睡，父母可以从慢慢减少抱睡入手，让孩子逐渐适应在床上睡着。

小睡时间短

白天的小睡对于这个阶段的孩子来说是非常重要的。但是有的孩子的小睡时间非常短，有时候父母好不容易将他哄睡了，十几分钟后他就醒了。

我们前面说过，孩子的睡眠周期比较短，不会自己接觉的孩子非常容易在睡眠周期转换的时候醒过来。如果孩子醒来后的精神状态正常，没有哭闹，父母就不用太担心。如果孩子小睡时间短而且醒来会哭闹，就说明他没有睡够，这时候父母最应该做的是帮助孩子接觉，而不是让他彻底醒过来。使用摇篮、推车等可以降低接觉的难度，让孩子多睡一两个睡眠周期。

白天小睡太多，也有可能会影响晚上的睡眠。如果孩子晚上依然能睡得很好，那就算白天小睡多一点儿、时间长一点儿也没什么问题。但是如果

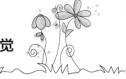

孩子到了晚上就不睡或者夜里频繁醒来，父母就需要调整孩子白天的小睡时间。例如，父母可以试着把孩子下午的小睡时间缩短15分钟，这样他到了晚上就有可能早点入睡。

很容易惊醒

0～3月龄的孩子很容易惊醒，其主要原因有以下三点：

● 孩子的神经系统还不够成熟；

● 肌张力高，缺乏维生素D，导致血钙水平低；

● 惊跳反射。

由第一个原因导致的惊醒会随着孩子的成长慢慢得到改善，父母只需要耐心安抚孩子。由第二个原因导致的惊醒需要及时就医，咨询医生。由第三个原因导致的惊醒在0～3月龄孩子的身上比较常见，孩子会出现双臂伸直、手指张开、脊部伸展或弯曲、头朝后仰、双腿挺直、双臂互抱等动作。

想要减少惊跳反射对孩子睡眠的影响，父母可以采用以下四种方法：

● 给孩子包上襁褓，减少孩子乱动手脚影响睡眠的情况（需要注意的是，给孩子包襁褓的时候不要包成传统的"蜡烛包"，只需要包住孩子的手臂，给腿脚留下相对宽松的活动空间，千万不要把腿脚强行按直后再紧紧包裹起来）；

● 在孩子睡觉的时候关上窗户，避免外面的噪声吵到孩子；

● 提醒家人不要弄出很大的声响；

● 适时播放一些轻音量的催眠曲或者白噪声，既能帮助孩子入睡，又能降低孩子对声音的敏感程度。

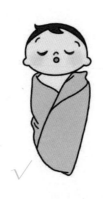 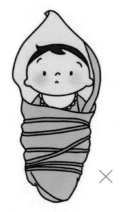

早醒或者早上睡得不踏实

有的孩子早上醒得特别早，尤其是在夏天，但他们玩不到1个小时就开始哭闹；有的孩子虽然醒得不早，但是睡得不踏实，如哼哼唧唧、不停地扭动或者排便。

孩子早醒或者早上睡得不踏实的原因主要有以下三点：

● 孩子受到窗外光线或者声音的干扰；

● 早上温度较低，孩子的身体因此而受到刺激；

● 肠道进入活跃期。

根据以上原因，父母可以结合孩子的具体情况，有针对性地进行处理。例如，在卧室装上遮光窗帘，避免早上的亮光对孩子造成影响；想办法消除窗外的噪声；调整孩子的入睡时间；晨奶后创造安静的卧室环境，尝试让孩子睡个回笼觉；晚上多给准备入睡的孩子做按摩、排气操；等等。

如果父母在这些方面都做过努力，但是依然没有改变孩子早醒或者早上睡得不踏实的情况，也不必太苦恼。如果孩子在6:00之前醒来时精神状态很好，夜间睡眠超过10个小时，起床时间和上午小睡的间隔时间不算很短，状态也是正常的，就不算早醒。父母在作息上可以配合孩子。随着孩子慢慢长大，这种状况也会渐渐得到改善。

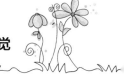

睡觉时老是哼唧

有些孩子在睡觉的时候常会做出一些让人感觉很难受的行为，如哼唧、使劲、脸憋得通红、腿伸直紧绷、踢腿等。实际上，这是孩子睡眠比较浅的表现。

我们前面讲过，此阶段孩子的睡眠周期跟成人的睡眠周期不同，而且他们睡着后首先会进入活动睡眠阶段，肌肉会抽动，手臂会乱挥，腿脚会乱蹬。又因为孩子的活动睡眠时间和安静睡眠时间大致相等，所以孩子很可能有一半的睡眠时间都在这样哼哼唧唧。如果孩子没有其他不适，父母就不需要过度干预，毕竟这是正常现象。

然而，如果孩子在睡觉的时候一直哼哼唧唧，父母则需要考虑孩子是不是有胀气的情况。孩子胀气的原因有以下四点：

● 孩子的肠道发育还不完善，不能很好地控制肠道排气，导致气体滞留在肠道里；

● 孩子在吃奶时哭闹或者吃奶太快，会吸入很多空气；

● 喂奶频繁，且只让孩子吃前奶（母乳分为前奶和后奶，前奶中含有大量乳糖，如果孩子经常只吃前奶，就会导致乳糖摄入过多，出现肠胀气）；

● 哺乳妈妈的饮食中可能有一些会引起孩子胀气的食物，如豆类、洋葱、蛋白质含量较高的乳制品等。

孩子胀气时会有以下表现：

● 肚子胀胀的；

● 排气增多，且在排气时会涨红脸，有时候还会哭闹；

● 腿会蜷缩到胸前；

● 睡觉的时候扭来扭去，哼哼唧唧。

对于胀气这种情况，父母可以从以下六个方面入手解决：

● 使用防胀气的奶瓶或奶嘴；

● 尽量避免在孩子哭闹时喂奶；

● 喂奶的时候要让孩子先吃光一侧乳房再吃另一侧乳房；

● 喂奶后要及时拍嗝；

● 哺乳妈妈注意自己的饮食，减少摄入可能引起孩子胀气的食物（如蛋白质含量比较高的奶制品、豆制品，含糖量高的食物）；

● 经常给孩子按摩腹部，还可以多用排气操、飞机抱来缓解。

"I Love You" 腹部按摩

"I Love You"腹部按摩的动作要领是让孩子躺在床上，父母用手掌从孩子的腹部左侧从上往下按摩，就像在写一个"I"；然后从左往右再往下按摩，像在写一个倒着的"L"；最后从右下腹到左下腹写一个倒着的"U"。

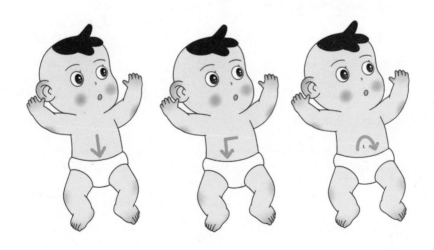

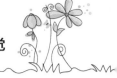

另外，在孩子清醒的时候让孩子趴一会儿也能有效地起到按摩腹部的作用，有助于排气。让孩子适当趴一会儿还可以锻炼颈部肌肉，增加孩子的运动量。让孩子趴在父母的胸口也是一个不错的选择。

排气操

排气操的动作要领是让孩子躺在床上，父母用双手握住孩子的脚腕，做蹬自行车的动作，然后把孩子的腿往肚子上轻轻按压。

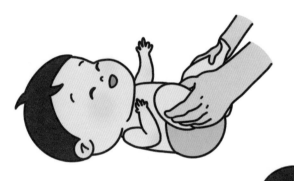

飞机抱

飞机抱的动作要领是父母让孩子趴在自己的一只手臂上，另一只手轻轻拍打孩子的背部。飞机抱的难度较大，妈妈可以坐着进行，这样就可以把孩子的一部分体重分散到腿上。尽管爸爸可以只用手臂的力量使用此方法，但考虑到安全问题，也请爸爸坐着进行。飞机抱对于缓解胀气是非常有效的。

> 一项专项研究表明，当宝宝们趴在父母的胸口上玩耍，与父母进行直接的身体对话的时候，宝宝的身心是最放松的，他们的呼吸更加平稳、有规律，身体内能量的分配更加合理有效，成长更迅速，产生的压力也更小。
>
> ——詹姆士·麦克肯纳《与宝宝同眠》

入睡困难

有的孩子白天不肯睡，即使已经很困了也依然不肯睡，这让很多父母不解。实际上，不是孩子不肯睡，而是孩子还没有学会自己入睡。

一般来说，如果孩子已经出现明显的睡眠信号，却迟迟不能进入睡眠状态，就算入睡困难。一天之中，不同时间段的哄睡难度并不相同。其中，晚上的哄睡难度最小，上午、中午、天亮前、傍晚的哄睡难度逐渐加大。也就是说，入睡困难主要集中在白天的小睡上。

要想解决入睡困难这一问题，父母可以从以下五个方面入手。

排查孩子入睡困难的原因

造成孩子入睡困难的原因有很多，如父母没有及时发现孩子的睡眠信号、父母缺乏安抚技巧、孩子的作息不规律、孩子过度疲劳等。

父母需要结合日常生活的各个方面，及时排查出孩子入睡困难的原因，这样才能及时解决孩子入睡困难的问题。

及时发现孩子的睡眠信号

前文已经讲过，常出现在0~3月龄孩子身上的睡眠信号包括烦躁、发脾

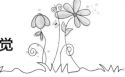

气、哭闹、弓起背、握紧拳、双腿不停晃动、目光呆滞、扭头看别处、扭动身体等。当然，出现这些睡眠信号也不完全等于孩子困了，父母还要考虑孩子的作息规律。

掌握安抚技巧

每个孩子的安抚需求不同，有的孩子喜欢听催眠曲、白噪声，有的孩子喜欢在摇晃中入睡，有的孩子喜欢奶嘴、毛巾等安抚物。父母可以根据孩子的具体情况，给孩子确定一套安抚流程。

实际上，安抚对于孩子入睡来说是非常重要的。如果孩子处于情绪激动的状态，一般是很难入睡的，而且即使睡着了也会睡得很不安稳，容易惊醒。所以，睡前安抚的第一步就是安抚孩子的情绪，使其处于开心、放松的状态，这样才有助于其顺利入睡。

让孩子养成规律作息的习惯

规律作息对于孩子来说非常重要，尤其是睡眠规律。如果孩子的作息不规律，就会出现入睡困难、频繁夜醒和早醒等问题。

孩子的睡眠机制由睡眠压力系统和昼夜节律系统来调节。其中，睡眠压力系统负责白天的睡眠，昼夜节律系统掌管夜间的睡眠。白天孩子的清醒时间越长，睡眠压力越大，孩子也就越困，这是睡眠压力系统在起作用。如果在每天9:00，孩子的睡眠压力达到顶峰，父母能够及时安排孩子睡觉，那么孩子入睡就会比较快。如果父母今天安排孩子9:00睡觉，明天安排孩子10:00睡觉，没有规律，孩子入睡就会比较慢。

防止孩子过度疲劳

对于0~3月龄的孩子而言，视觉、听觉的过度刺激都会导致其疲劳，影响入睡速度。家里一下子来了很多客人，而且每个客人都要去逗一逗孩子；平时都待在家里的孩子被带到外面一整天；长时间处于工作状态的花花绿绿的声光电动玩具——这些都会对孩子造成过度刺激，导致其疲劳。

睡得太晚

睡得太晚不仅是孩子才会遇到的睡眠问题，也是大多数成人会遇到的困扰。由于白天工作繁忙，一家人只有晚上才能聚在一起，所以大家都不想浪费这个时间，多做几个菜，边吃饭边聊天，再打开电视机，陪孩子玩一会儿，逗一逗孩子。孩子在这样的环境中当然不想早睡。

3月龄左右的孩子最好在18：00—20：00入睡，但是这对于大多数家庭来说是比较难做到的。有的父母担心孩子睡得早会醒得早，实际上恰恰相反，睡得太晚才会导致孩子醒得早。晚睡会直接减少孩子的夜间睡眠时间。另外，晚睡还会造成孩子过度疲劳，睡前哭闹，更加不容易入睡，容易夜醒。

要想避免孩子睡得太晚，父母可以从以下四个方面入手。

● 白天避免孩子过度疲劳。如果父母白天带孩子出门，见了很多之前没有见过的风景，或者去了嘈杂的地方，又错过了孩子小睡的时间，孩子就会因得不到休息而陷入过度疲劳的状态。过度疲劳会让孩子看起来很兴奋，但是又很容易哭闹。所以，父母在白天尽量不要让孩子连续玩耍，即使要带孩子出门，也要控制好时间。

● 晚上不要给孩子过度刺激，如用声光电动玩具逗孩子等。

● 提前1小时开始为孩子营造睡眠的气氛，如调暗卧室的灯光、拉上窗帘、关掉电子产品、播放催眠曲等。

● 尽早为孩子建立睡前程序，如洗脸、洗手、擦拭牙床或刷牙、换尿布、换睡衣、玩一个轻松的游戏、唱一首催眠曲等。

孩子迟迟不睡，父母就会很焦虑。一方面，父母担心孩子睡晚了会影响身体发育和作息规律的养成；另一方面，父母有可能又惦记着其他要处理的事情。不论什么原因，父母的这些焦虑情绪一旦表现出来，就有可能被孩子捕捉到，让孩子也跟着焦虑，从而更难入睡。所以，父母要放平心态，不要为孩子短时间内出现的睡眠问题而焦虑。

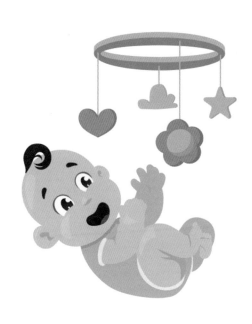

0~3月龄孩子的作息引导

0~3月龄的孩子当然不可能按照一个确定好的作息安排来吃饭、睡觉和玩耍。他们听不明白父母说的话，只能通过哭泣来表达自己的需求，这相当考验父母的耐心和体力。父母可以通过日常对孩子的观察来判断他们的需求，记录好他们的作息时间，从而慢慢对他们的作息进行有意识的调整。

新生儿的作息引导

新生儿的睡眠质量一般是很好的，每天基本上就是吃了睡、睡了吃，清醒的时间并不长。父母在这个阶段需要做好规律喂养，不要一听到新生儿啼哭就喂奶。虽然喂奶能够暂时止住新生儿的啼哭，但是导致新生儿啼哭的原因并不一定是他们饿了，所以父母一定要搞清楚新生儿啼哭的

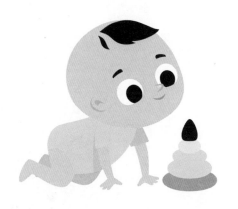

原因。如果一直用喂奶来处理新生儿啼哭这一问题，那么一整天下来新生儿会喝很多奶，势必会影响到睡眠。

规律喂养能够让新生儿拥有足够的睡眠时间和良好的睡眠质量，也能在一定程度上减少胀气的现象。

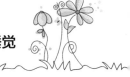

1～2月龄孩子的作息引导

这个阶段的孩子的睡眠有了初步的规律。很多孩子黑白颠倒的情况逐渐消失，夜间睡眠时间开始变长（有的孩子甚至能在夜间连续睡6～8小时），夜间睡眠的开始时间基本上固定在18：00—20：00。

父母要开始把孩子的"吃"和"睡"分开，也就是说在"吃"和"睡"中间穿插"玩"，这样能最大限度地避免孩子把"吃"和"睡"联系起来，预防奶睡。

这个阶段的孩子在白天的小睡还是毫无规律的。有的孩子整个上午都在睡，下午则睡很多短觉；有的孩子上午睡得少，下午睡得多。

总之，这个阶段的孩子的作息培养重点是要把"吃"和"睡"分开，形成"吃—玩—睡—吃—玩—睡"的模式，也就是说，父母在孩子吃完奶后要让孩子玩一会儿，等出现睡眠信号时再哄孩子入睡。

3月龄孩子的作息引导

与之前相比，3月龄的孩子在各个方面都有了很大的变化。父母可以开始有意识地引导孩子养成良好的睡眠习惯。

理想化的作息安排

3月龄孩子理想化的作息安排，是以他们的吃奶和睡眠需求为基础的，如表2-1所示。

表2-1　3月龄孩子理想化的作息安排

时间	活动安排
7：01—7：30	起床，喝奶
7：31—8：30	玩
8：31—10：00	小睡
10：01—10：30	喝奶
10：31—11：30	玩
11：31—13：00	小睡
13：01—13：30	喝奶
13：31—14：30	玩
14：31—16：00	小睡
16：01—16：30	喝奶
16：31—17：00	玩
17：01—17：40	小睡
17：41—19：00	玩
19：01—19：30	喝奶
19：31—23：30	夜间睡眠
23：31—次日0：00	喝夜奶
次日0：01—次日4：00	夜间睡眠
次日4：01—次日4：30	喝夜奶
次日4：31—次日7：00	夜间睡眠

在这个作息安排中，孩子在白天一共有4次小睡，而且小睡的时间比较长。如果孩子在实际生活中的小睡时间比较短，那么父母可以增加孩子白天小睡的次数。如果父母下班时间比较晚，回家后还想与孩子互动一下，孩子的夜间入睡时间可以酌情晚一些，但是不能晚于20:30。

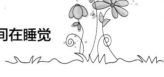

此阶段早醒孩子的作息安排

有的孩子早上醒得很早，但他们玩不到1个小时就开始哭闹。要想改善孩子的这种情况，父母可以参考如表2-2所示的作息安排。

表2-2　3月龄早醒孩子的作息安排

时间	活动安排
5：31—6：00	醒来，喝奶
6：01—7：00	睡回笼觉
7：01—8：00	玩
8：01—9：00	喝奶
9：01—10：30	小睡
10：31—11：30	玩
11：31—12：00	喝奶
12：01—13：30	小睡
13：31—14：30	玩
14：31—15：00	喝奶
15：01—16：30	小睡
16：31—17：00	玩
17：01—17：40	小睡
17：41—19：00	玩
19：01—19：30	喝奶
19：31—23：00	夜间睡眠
23：01—23：30	喝夜奶
23：31—次日2：00	夜间睡眠
次日2：01—次日2：30	喝夜奶
次日2：31—次日5：30	夜间睡眠

除此之外，父母也要从多个方面改善孩子的早醒状况。孩子早醒的情况消失后，父母就可以按照理想化的作息安排来调整孩子的作息了。

此阶段午觉偏长孩子的作息安排

有的孩子上午的小睡时间偏短，下午的小睡时间偏长。对于这种情况，父母可以参考如表2-3所示的作息安排。

表2-3　3月龄午觉偏长孩子的作息安排

时间	活动安排
7：01—7：30	起床，喝奶
7：31—9：00	玩
9：01—10：00	小睡
10：01—10：30	喝奶
10：31—12：00	玩
12：01—15：00	小睡，穿插一顿迷糊奶
15：01—15：30	玩
15：31—16：00	喝奶
16：01—16：30	玩
16：31—17：30	小睡
17：31—19：00	玩
19：01—19：30	喝奶
19：31—次日 0：00	夜间睡眠
次日 0：01—次日 0：30	喝夜奶
次日 0：31—次日 4：00	夜间睡眠
次日 4：01—次日 4：30	喝夜奶
次日 4：31—次日 7：00	夜间睡眠

由于孩子下午的小睡时间过长，父母可以在孩子睡觉时安排一次迷糊奶。当然，这种作息安排也属于一种过渡方案，不宜长期执行。

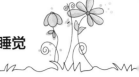

第二章　0～3月龄孩子：**大部分时间在睡觉**

此阶段夜间睡眠时间长孩子的作息安排

有的孩子下午小睡时间比较长，夜间睡眠时间也比较长。对于这种情况，父母可以按照如表2-4所示的作息安排把孩子白天的小睡安排为3次，并减少其总时长。

表2-4　3月龄夜间睡眠时间长孩子的作息安排

时间	活动安排
7：01—7：30	起床，喝奶
7：31—8：30	玩
8：31—10：00	小睡
10：01—10：30	喝奶
10：31—11：30	玩
11：31—13：30	小睡
13：31—14：00	喝奶
14：01—15：30	玩
15：31—16：30	小睡
16：31—17：00	喝奶
17：01—18：00	玩
18：01—23：00	夜间睡眠
23：01—23：30	喝夜奶
23：31—次日3：00	夜间睡眠
次日3：01—次日3：30	喝夜奶
次日3：31—次日7：00	夜间睡眠

虽然这种作息安排把孩子白天的小睡次数减少了，但是孩子的睡眠总时长还是有保障的。父母只需要注意孩子在两次小睡之间有没有过度疲劳的现象，如果有，则需要提前哄孩子入睡，以免增加哄睡难度。

0～3月龄孩子的睡眠指南

　　新手父母一定有很多疑问：怎样才能让孩子睡得更好？安抚奶嘴能不能用？睡眠程序是什么？孩子睡小床好还是睡大床好？

正确使用安抚奶嘴

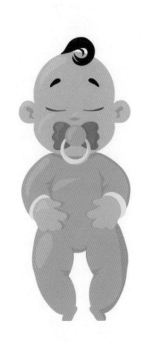

　　安抚奶嘴因可以缓解孩子的焦虑和满足孩子的吮吸需求，帮助孩子放松下来，而受到很多父母的欢迎。有时候，孩子明明刚刚吃过奶，肚子根本不饿，却哭得厉害，如果有东西可以吮吸，孩子就会安静下来。在这种情况下，给孩子一个安抚奶嘴，有助于孩子放松精神，平静入睡。

　　安抚奶嘴的一个好处是可以满足孩子的吮吸需求。安抚奶嘴用得好，可以改善孩子的睡眠情况，但是如果用得不对、用得不好，则有可能让孩子形成睡眠联想，对安抚奶嘴形成依赖，这样会造成更多睡眠问题。

　　父母有必要了解一下安抚奶嘴的正确使用方法：

　　● 不要把安抚奶嘴一直泡在含有糖分的溶液里，否则很容易腐蚀孩子的牙齿；

　　● 要选购那种能防止牙齿出现畸形的安抚奶嘴，以防孩子牙齿外凸；

　　● 安抚奶嘴要保持洁净，不要有裂纹和破损；

● 不要为防止安抚奶嘴从孩子口中脱落而用绳子或者带子系住安抚奶嘴；

● 要先找到孩子哭闹的原因，不能孩子一哭闹就给他安抚奶嘴；

● 等孩子在安抚奶嘴的帮助下平静下来后，就尝试取出安抚奶嘴让他入睡。如果孩子是晚上醒来，就不要再给他使用安抚奶嘴，否则非常容易让他形成睡眠联想。

孩子在安抚奶嘴的帮助下平静下来并且顺利入睡后，即使安抚奶嘴掉了也不会醒，说明安抚奶嘴的使用是正确的。如果孩子在睡觉的时候要一直使用安抚奶嘴，而且一旦安抚奶嘴掉了就会惊醒，不停地找安抚奶嘴，就说明孩子对安抚奶嘴形成了严重的依赖。父母要想办法帮孩子戒除这一依赖，否则会对孩子的睡眠产生很大的影响。

为孩子选择合适的睡眠地点

相信在孩子出生前，大多数父母考虑过这个问题：孩子到底是睡婴儿床好，还是睡大床好？确实，不同的睡眠地点对孩子的睡眠有很大影响。

对于父母来说，孩子出现吐奶、呼吸困难等不舒服的情况时，能够在第一时间发现并及时做出处理是尤其重要的。

不适合孩子的睡眠地点

有些父母喜欢把孩子放在推车上或者儿童汽车上哄睡，尤其是在孩子在床上很难哄睡时。孩子在推车上或者儿童汽车上更容易入睡，但与在床上相比，孩子在推车上或者儿童汽车上的睡眠质量真的会更好吗？

答案是否定的。孩子在稳定的地方（小床上或者大床上）的睡眠质量会更好。孩子在推车或者儿童汽车上睡觉时，他的身体处于一种移动状态，这种状态会导致孩子的大脑始终处于浅睡眠阶段，从而削弱睡眠带给孩子的恢复力。经常性地让孩子在推车或儿童汽车上睡觉对孩子的睡眠是有害的。

除此之外，孩子睡在躺椅、扶手椅上的安全风险也非常高。所以，当孩子睡着后，父母应该把他放到小床上或者大床上。

与孩子同床睡好，还是分床睡好

应该与孩子同睡一张床，还是让孩子单独睡？这个问题困扰着很多新手父母。

处于哺乳期的妈妈很辛苦，白天、晚上都要照料孩子，要频繁喂奶、拍嗝、换尿布、哄睡，还要处理一些突发事件，即使有爸爸及其他家人一起分担，也很少能一觉睡到自然醒。所以，父母与孩子同睡一张床是一个不错的选择，这样能够更方便地照顾孩子。另外，父母和孩子睡在一起会比较安心，也能够增进亲子感情，让孩子充分享受安抚。

但是，母婴同床也有很多弊端。与父母同床的孩子有可能会被床上的被子、枕头堵住鼻子和嘴巴。熟睡的父母有时也会把胳膊或腿压在孩子的身上。因此，从安全方面来看，让孩子睡在婴儿床上才是更好的选择。

有没有一种方法既能方便父母照顾孩子，又能保证孩子的安全呢？父母不妨试一试把婴儿床放在大床的旁边。

如果选择让孩子睡婴儿床，那么父母在选购和使用婴儿床的时候需要注意以下事项，以保证孩子的安全。

父母可以根据表2-5中的信息选购婴儿床。

表2-5 选购婴儿床的注意事项

婴儿床位置	注意事项
床栏	床栏间距要小于6厘米，否则有可能会卡住孩子的头
床头、床尾的护板	床头、床位的护板不能有装饰或雕刻，否则容易划伤孩子或挂住孩子的衣服
床四周	床四周的角柱应与床头板平齐或者非常高，以防挂住孩子的衣服
床垫	床垫的尺寸必须与床板完全一致，不能在床板和床垫之间留有空隙，否则容易卡住孩子

父母在给孩子使用婴儿床时需要注意以下八点。

● 组装完婴儿床后要仔细检查几遍婴儿床，确定没有不结实或损坏的零件；

● 将床垫调低，将床栏高度设置到孩子直立状态时的胸部以上，这样可以防止孩子翻越床栏；

● 撕掉床垫表面的塑料纸，以免孩子发生窒息；

● 让婴儿床远离窗户；

● 不要用床围，否则不仅不能保护孩子，还会有安全隐患；

● 用床单有令孩子窒息的危险，最好用床笠；

● 不要铺厚褥子、毛毯，也不要放被子、抱枕、玩具等柔软的东西，以免孩子发生窒息；

● 不要用枕头（包括定型枕），也不要用睡袋代替被子。

父母如果不想和孩子分床睡，就需要解决以下问题：

● 确保床垫和墙壁、床栏、床头板之间没有缝隙，以免卡住孩子的头、手脚；

● 床上不要摆放枕头、羽绒被、床围及毛绒玩具等；

● 不要让孩子与极度劳累的成人或其他孩子同床睡；

● 让孩子睡在自己与伴侣的一侧，千万不能让孩子睡在自己与伴侣的中间；

● 保持室内空气流通，不要使用蜡烛、熏香；

● 给大床安装上围栏，防止孩子滚落到地上。

不管是与孩子同床睡还是分床睡，父母都要密切关注孩子晚上的睡眠情况。在孩子需要时，父母给予孩子的回应和安抚非常有利于孩子的成长。

培养孩子良好的睡眠习惯

良好的睡眠习惯对于孩子的健康来说至关重要。到了第6周，孩子的作息开始有规律，父母可以采用一些方法来帮助孩子养成良好的睡眠习惯。早早地培养孩子的睡眠习惯，可以让孩子学会自我安抚和自主入睡。

对于培养孩子的睡眠习惯，父母可以借鉴以下方法。

注意观察孩子疲劳的信号

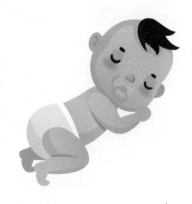

通常情况下，孩子出现以下状态时，代表他累了，想睡觉：揉眼睛、抓耳朵、哼哼唧唧；情绪变得不稳定，更爱哭闹；注意力不再集中；将自己的小脸埋进父母的怀里。父母要及时捕捉孩子的这些疲劳信号，帮助孩子进入睡眠。

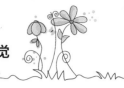

让孩子有充足的小睡时间

未满1岁的孩子在白天应有充足的小睡时间。如果父母认为孩子白天少睡一些，晚上就会多睡一些，那就错了。因为此阶段的孩子如果在白天得不到充足的睡眠，到了晚上不仅不会多睡，还会因为白天睡眠不足而出现过度疲劳，进而导致入睡困难。

对于0～3月龄的孩子来说，白天的小睡次数应在4～6次。孩子在上午可以适当多睡一会儿，等到傍晚时分就不要再睡了，否则会影响晚上的睡眠。

教孩子学会辨别白天和黑夜

孩子刚出生时，是分不清白天和黑夜的。因为他们的昼夜节律还没有建立，所以会有黑白颠倒的情况发生。还有一些孩子是天生的"夜猫子"，在妈妈肚子里的时候就爱在晚上活动。

孩子出生2周后，父母就可以教他们辨别白天和黑夜了。白天，在孩子清醒的时候，父母可以多和他们玩耍、互动；在孩子小睡的时候，父母也不需要刻意拉上窗帘或者降低外界环境对孩子的影响。总之，父母在白天该做什么就做什么，不要在白天也给孩子营造出在黑夜的感觉。到了晚上，即使孩子睡醒了，父母也不要和他们玩耍，要将房间里的灯光调暗一些，尽量保持晚上该有的状态。慢慢地，孩子就会明白，白天是可以玩的，晚上是用来睡觉的。

让孩子学会自己入睡

很多父母喜欢看着孩子慢慢入睡，而且会想尽一切方法来让孩子安静入睡。大约到了第3个月的时候，孩子就会慢慢习惯父母的哄睡方式，并开始对这些哄睡方式产生依赖。因此，为了让孩子养成健康的睡眠习惯，父母应当帮助孩子学会自己入睡。如果孩子能够早早地学会自己入睡，那么他们感到困乏时就会主动去睡觉。父母在让孩子学会自己入睡的过程中可以借助一些方法，如使用安抚奶嘴、白噪声、催眠曲等。

准备专属于孩子的床

为孩子单独准备一张床，让孩子逐渐习惯在自己的床上入睡，对孩子的睡眠来说也是有益的。需要父母注意的是，孩子的床铺上不能有枕头、羽绒被、毯子、毛绒玩具等，因为在孩子没有能力挪开这些东西之前，这些东西都有可能引起孩子窒息。

利用好睡前程序

越早帮助孩子养成良好的睡眠习惯，越有利于孩子的成长。有规律的睡眠、固定的睡前程序可以让孩子有安全感，更放松，入睡更快，睡眠质量也更好。

在孩子6~8周时，父母就可以开始每天晚上都按照固定的睡前程序来帮助孩子养成良好的睡眠习惯。

睡前程序可以包括很多活动。通常来说，给孩子洗澡、做抚触按摩、玩游戏、聊天、讲睡前故事、调暗房间里的灯光、跟孩子说声晚安等都是很不错的选择。只要确保这些活动可以帮助孩子平静下来即可。

给孩子洗澡

洗澡是大多数孩子非常喜欢的睡前活动。坐在温度适宜的水里，能让孩子感到平静。

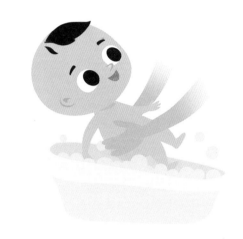

给孩子洗澡前的准备

父母在给孩子洗澡前，要将孩子洗澡需要的东西备齐：婴儿专业沐浴露、替换的包被、替换的衣服、干净的尿片、给孩子擦脸的小毛巾、给孩子擦干身体的大浴巾、澡盆和38℃左右的洗澡水（一定要用温度计测量水温，用手估算水温不够安全，孩子皮肤细嫩，温度稍微高一些就容易被烫伤）。

另外，父母还要将室内温度调整为26～28℃，修剪一下自己的手指甲，以免擦伤或者划伤孩子。

给孩子洗澡的步骤

父母应按照以下步骤给孩子洗澡：

● 洗净自己的手，把干净而柔软的大浴巾铺在澡盆旁边干净的地方；

● 用柔软的小毛巾轻轻地擦洗孩子的脸（不要搓揉）和耳朵；

● 给孩子脱掉衣服，涂些沐浴露，然后轻轻托着孩子并把他放到温度适宜的水中，再轻轻冲洗掉孩子身上的沐浴露；

● 冲洗完毕，将孩子从水中抱出并放在的大浴巾上，轻轻地将孩子身上的水擦干，要特别注意擦干孩子皮肤褶皱多的地方；

● 给孩子穿上事先备好的干净衣服。

如果孩子在洗澡时过于兴奋，或者特别不喜欢洗澡，哭闹不止，父母就不要把洗澡作为睡前程序的一部分，可以在白天给孩子洗澡。

做抚触按摩

抚触按摩对于孩子来说益处多多。

> 触摸是一种非常重要的刺激，在动物幼崽中，触摸皮肤能促使脑部释放化学物质，促进身体发育，这种效应在人类身上也同样会出现。如果早产儿在医院中每天接受几次按摩，那么他们的体重就会增长得更快。到1周岁时，其智力和动作发展，比没有接受这种刺激的早产儿更超前。
>
> ——劳拉·E.伯克《伯克毕生发展心理学》

抚触按摩能让孩子觉得放松、舒适，同时也能增进亲子感情。

给3月龄之内的孩子做抚触按摩比较简单，因为这时候的孩子还不会翻身，也不会乱动。不过，父母在给孩子做抚触按摩前也要做好准备工作：

● 让孩子躺在床上，将卧室温度调到26～28℃；

● 准备好婴儿抚触油，因其有润滑作用，能让孩子感觉更舒服；

● 准备一些轻松的音乐，如催眠曲、白噪声等。

抚触按摩开始时，父母要跟孩子说些类似"我们要开始按摩啦"的话，孩子虽然一开始可能听不懂也不会回应，但是慢慢地就会懂，也会很开心地配合父母。

抚触按摩最好在给孩子洗完澡后进行。父母可以边做抚触按摩，边跟孩子聊天；多给孩子按摩后背、脚底、虎口、掌心、耳朵和腹部等能让孩子感到非常开心的地方。

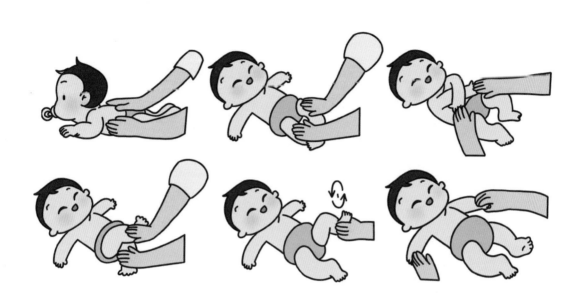

玩游戏

在孩子睡觉之前，跟他玩个安静的游戏，是父母和孩子共度快乐时光的好方式。这个游戏可以是孩子喜欢的且不会让他过于兴奋的游戏。

聊天

孩子睡觉前是父母跟孩子聊天的好时机。父母不用担心孩子听不懂成人说的话，哪怕简单帮孩子回顾一下他一天的生活也行。父母温柔的声音和语气能让孩子放松下来。

讲睡前故事

和洗澡一样深受孩子喜欢的另一个睡前程序是听睡前故事，孩子能从中学到新的词汇。语言技巧甚至智商的发展，都会受到孩子每天所接触到的词汇量的影响。

调暗房间里的灯光

把房间里的窗帘拉上、调暗灯光、减少响动等行为也是在告诉孩子"该睡觉了"。

跟孩子说声晚安

很多孩子喜欢被抱着在房间里转圈，跟他喜欢的家人、玩具等说晚安。这也是让孩子自己提醒自己"该睡觉了"的方式之一。0~3月龄的孩子还不会说话，父母可以替孩子向家人、玩具等说晚安，这同样能够给孩子强有力的自我暗示——确实该睡觉了。最后，父母还可以给孩子一个亲密的拥抱，和孩子贴贴脸，跟孩子说一声"晚安"。

> 被爱抚是宝宝发育成长中最重要的渴求，这种爱抚得到得越多，宝宝的成长发育就越快。
>
> ——詹姆士·麦克肯纳《与宝宝同眠》

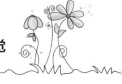

用好襁褓

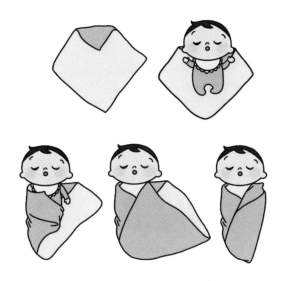

　　刚出生的孩了还不能完全控制自己的手脚，常常会因一些突发的声音而受到惊吓，从睡梦中惊醒。如果采取有效措施让刚出生的孩子能够继续有在妈妈体内时的安全感，再慢慢适应外界环境，就可以有效减少这种惊醒。用襁褓把孩子包起来可以让孩子特别有安全感。即使听到突发的声音，他们也不会乱动手脚，把自己弄醒哭闹。不过，需要注意的是，包襁褓更适合新生儿。还不习惯这个陌生世界的孩子更喜欢妈妈体内的那种环境，而襁褓能在一定程度上模拟那种环境。当孩子长大了，能开始四处活动了，再给他们包襁褓反而会限制他们的成长。

　　换句话说，给孩子包襁褓要从孩子刚出生时开始包，不能等到几个月后再开始包，否则会让孩子感觉不习惯、不舒服，不仅不能起到缓解哭闹的作用，还会让孩子哭闹得更厉害。

　　我们来看一下襁褓的正确包裹方法：

● 内折布单的一角，让孩子躺在上面，让孩子的头部落在布单的对折处；

● 把布单的一边拉起并盖在孩子身上，把多余部分平展地掖在孩子腋下；

● 把布单的下角折叠好，盖住孩子的双脚；

● 用布单的另一边裹住孩子的手臂，把布单剩余的部分压在孩子的身下并固定住；

● 检查襁褓有没有包好，注意不能把襁褓包得过紧，把孩子的脸和头部都露出来，一定要让孩子处于仰卧状态，不要在孩子的头上盖任何东西。

父母如果觉得包襁褓有难度，担心孩子容易挣脱，也可以使用简单的襁褓式睡袋。

避免不利于孩子的睡法

孩子跟成人不同，在睡眠方面，很多适合成人的睡法并不适合孩子。

热睡——孩子不能睡电热毯

冬天天气寒冷，为给孩子取暖，有些父母会使用电热毯。电热毯加热速度较快，温度也较高，对于成人来说很舒适，对于孩子来说却未必。温度过高会导致睡眠中的孩子轻度脱水。

因此，不能给孩子使用电热毯。

亮睡——开灯睡觉不利于孩子健康

有些妈妈为了方便夜间喂奶、换尿布，便将卧室里的灯通宵开着。这种做法虽然对于妈妈来说方便了很多，但是会对孩子产生不好的影响。

医学研究表明，孩子在通宵开灯的环境中睡觉，有可能会出现睡眠不良、睡眠时间缩短等问题，这不仅会影响孩子的睡眠质量，还会降低孩子的发育速度。因为孩子的神经系统尚处于发育阶段，适应环境变化的调节机能还比较差，长期处于光线较强的环境里会让孩子认识不到人体本应适应的昼明夜暗的自然规律，进而影响孩子正常的新陈代谢，阻碍孩子正常的生长发育。

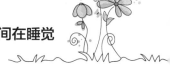

裸睡——孩子容易腹部着凉

　　夏天气温高，为了让孩子凉快一些，一些父母便让孩子光着小身子躺在床上。然而，孩子的体温调节功能差，裸睡容易着凉。特别是腹部，一旦着凉，就会腹泻。

　　如果怕孩子中暑，父母可以合理使用空调、风扇。空调要调到合适的温度，空调和风扇都不能对着孩子直吹。无论天气多热，也要给孩子穿一个小肚兜，把肚子盖住，以免着凉。

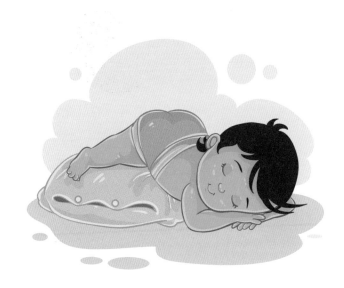

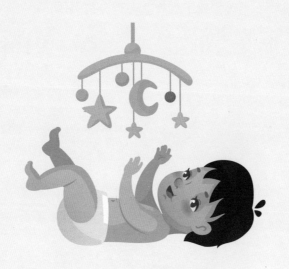

第三章

4～12月龄孩子：
睡眠习惯养成**关键期**

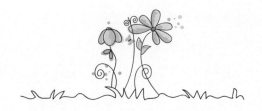

4～12月龄的孩子开始探索这个世界，吃得越来越多，也越来越喜欢互动，逐渐学会了翻身、爬行、扶着站起来，他们的世界越来越丰富多彩。同时，这段时间也是他们养成良好睡眠习惯的关键时期。

4～8月龄孩子的睡眠特点

4～8月龄孩子与父母的互动明显增多。与此同时，孩子的睡眠模式开始形成，而父母要做的就是，将照看行为与孩子对饮食、玩耍和睡眠的需求同步化。

睡眠模式越来越成人化

4月龄以上孩子的睡眠开始更像成人的睡眠了，不经过活动睡眠阶段就可直接进入深度睡眠阶段，而且能从一个睡眠周期顺利进入下一个睡眠周期。因此，前一段时间出现在很多孩子身上的"抱在手上睡得很熟，一放到床上就醒"的现象会得到明显减少，抱睡问题也明显改善。

小睡越来越规律

从第4个月开始，孩子白天的小睡由4次向3次过渡。从第5个月开始，孩子白天的小睡会更加有规律，夜醒的时间也固定下来。在第6个月的时候，孩子白天的小睡固定为早、中、晚3次，午觉最长，傍晚的小睡最短。在第7个月的时候，孩子白天的小睡减为2次，傍晚那一觉逐渐消失。

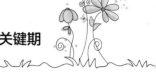

出现睡眠倒退

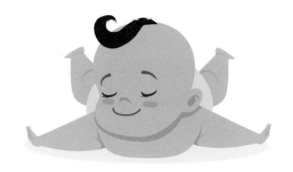

　　小睡时间不够长、奶睡、夜醒频繁、入睡困难等问题可能在部分孩子身上依旧存在，甚至还会出现睡眠倒退的现象。

　　所谓睡眠倒退，指的就是孩子的睡眠质量出现了倒退。原本夜醒两次的孩子却夜醒多次，原本可以自己入睡的孩子却只能奶睡，原本睡得很好的孩子却很容易醒过来，这些都属于睡眠倒退的情况。

　　睡眠倒退主要是由大脑发育、身体发育等情况引起的，如学会翻身、学会爬行、学会端坐、开始长牙等。睡眠倒退因人而异，并不会出现在所有孩子身上。睡眠倒退一般会持续2～3周，此时父母可采用适当增加孩子的运动量、调整孩子的睡眠节奏等措施来解决孩子睡眠倒退的问题。如果孩子是因为牙龈发痒、疼痛而出现的睡眠倒退，父母可用消毒后的纱布按摩孩子的牙龈，也可让孩子用磨牙饼干、磨牙棒等来缓解不适。

睡眠习惯的引导很重要

　　对于这个阶段的孩子来说，很多影响睡眠的问题（如肠胀气、肠绞痛、打嗝、生理性胃食管反流等）基本上消失了。所以，这时候的睡眠习惯的引导很重要。如果引导得好，孩子之后的睡眠和作息就会有规律；如果引导得不好，孩子的睡眠就会出现很多问题。

9~12月龄孩子的睡眠特点

9~12月龄孩子与父母的互动性变得更强，可以进行更多的交流。此阶段的孩子学会了爬行，能独自坐很长时间。有的孩子上午的小睡开始消失，但大多数孩子白天仍需两次小睡。

睡眠情况进一步分化

孩子如果在前一个阶段就已经养成非常好的睡眠习惯，那么在这段时间会继续保持良好的睡眠习惯，会睡得越来越好。如果孩子之前的睡眠习惯就不好，父母在这个阶段还不干预的话，孩子会继续睡不好。

小睡不能取消

这个阶段的孩子逐渐学会了爬行，甚至开始蹒跚行走，他们的哄睡难度有所增加，导致有的父母会觉得孩子不需要小睡了。但实际情况并不是这样的。如果这个时候的小睡被取消，孩子会感到很疲惫，下午或傍晚会表现得急躁不安，晚上甚至会出现没有理由的起夜且很难再次入睡。

所以，孩子忽然出现入睡困难时，父母要及时查找原因。如果孩子的睡眠只是偶尔因为生病、旅行、聚会或者假期拜访而被轻微扰乱，他们可能只需要一些小小的调整就可以恢复正常的睡眠状态。

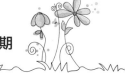

大运动发展和发育影响睡眠

在这段时间，孩子的睡眠会受到大运动发展和发育（如出牙）的影响。有的孩子学会爬行、扶站后会不断地练习，如果运动量过大，就会影响孩子的睡眠质量。但是如果父母刻意不让孩子爬行、扶站，孩子的运动量就会不足，这同样会影响到他们的睡眠质量。有的父母可能会觉得地上不干净，只让孩子在床上或者小面积爬行垫上活动，这也会导致孩子运动量不足。只要把家里打扫干净，把危险的物品收起来，就可以让孩子在地板上爬，这样既能满足孩子的运动量需求，也能保护孩子的好奇心和探索欲。

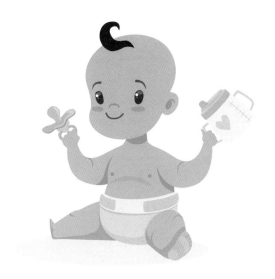

父母要为这个阶段的孩子安排上营养丰富的辅食，让孩子吃饱、吃好。有的孩子在10个月左右的时候会出现短暂的白天只睡一觉的情况，不过这种情况持续的时间并不长，孩子很快就会恢复到白天睡两觉的状态。

4～12月龄孩子睡眠的高发问题及解决方案

　　此阶段是父母帮助孩子养成良好睡眠习惯的关键时期。依赖奶睡、睡觉认人、依赖吃手入睡、半夜翻身、厌奶、依赖抱睡、出牙期睡眠变差、分离焦虑等很多问题会在这段时间集中出现。想预防或解决这些问题，父母需要多一些耐心、多一些方法。

依赖奶睡

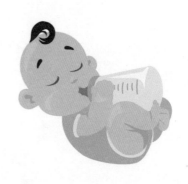

　　奶睡是指孩子通过吮吸妈妈的乳头来入睡，睡着时往往还在吮吸。0～3月龄孩子依赖奶睡在所难免。一是因为对于这么小的孩子来说，吃奶实在是一件很耗费体力的事情，确实很容易吃到一半就睡着；二是因为母乳里含有促进睡眠的成分且这些成分的分泌在夜间达到最高值，会使孩子在晚上吃奶时睡着。

　　4～12月龄孩子如果依赖奶睡，就会引发一系列的问题。父母要辨别出孩子属于哪一类型的奶睡，再想办法解决孩子依赖奶睡的问题。

依赖奶睡的原因

　　想预防此类问题，父母就要了解孩子依赖奶睡的原因：

● 担心孩子没吃饱，怕饿着孩子，孩子夜里一醒就马上给孩子喂奶；

● 哄睡太难又没有人帮忙，只能奶睡；

● 怕孩子的哭声打扰家里其他人，孩子晚上　哭就马上给孩子喂奶；

● 分不清楚孩子的需求，一味地用喂奶来解决孩子哭闹的问题。

> 　　之前的需求现在变成了习惯，最终会变成一件让父母讨厌的事情。这种情况表示夜间育儿已经失去平衡，必须强制性地让婴儿慢慢夜间断奶。
>
> 　　　　　　　　　　　　　　　　　——威廉·西尔斯《西尔斯亲密育儿百科》

依赖奶睡的危害

对于4～12月龄的孩子来说，依赖奶睡不仅会影响睡眠质量，还会影响生长发育。

影响孩子的生长发育

孩子频繁夜醒就需要父母频繁喂奶，而频繁喂奶的后果很严重：一是晚上吃得太多，会导致白天食欲不好，影响孩子的生长发育；二是乳头一直在孩子的口腔内，可能会造成孩子在睡眠过程中反复做出吸奶行为，从而影响孩子的肠胃消化功能，并且可能引发蛀牙及齿列生长异常。

影响孩子的睡眠质量

依赖奶睡的孩子还没吃到脂肪含量高的后奶就睡着了，这会导致孩子经常饿醒。此外，由于前奶的乳糖含量高，只吃前奶易使孩子出现胀气，进而影响睡眠质量，甚至会出现习惯性夜醒。

奶睡的类型

从方式上看，奶睡可以分为以下四种类型。

白天入睡的奶睡

即使是这种在白天小睡的时候用来哄睡的奶睡，父母也不要过多使用。对于出现哄睡困难的0～3月龄的孩子，父母可以采取奶睡的方式，但不能让孩子养成奶睡的习惯。这也可以避免4～12月龄的孩子出现依赖奶睡的问题。

白天接觉的奶睡

在白天的时候用来接觉的奶睡，父母同样不要过多使用。对于出现接觉困难的0～3月龄的孩子，父母可以采取奶睡的方式，但不能让孩子养成奶睡的习惯。这也可以避免4～12月龄的孩子出现依赖奶睡的问题。

夜间入睡的奶睡

父母可以在夜间使用奶睡的方式哄睡孩子，但是不能让孩子吃到完全睡着，要在孩子吃得差不多也有点儿迷糊的时候停止喂奶。

夜间醒来的奶睡

孩子在夜间醒来有两种情况，一种是习惯性夜醒，另一种是饿醒了。如果孩子在距离入睡或上次吃奶不足3个小时就醒来，多半是习惯性夜醒。此时，不需要给孩子喂奶，父母可以通过轻拍、使用安抚奶嘴来让孩子继续入睡。如果孩子是饿醒的，父母要及时喂奶并哄孩子入睡。

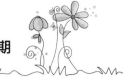

依赖奶睡的解决方案

● 解决孩子依赖奶睡问题的关键是父母树立正确的育儿方式。父母从根本上认识到孩子依赖奶睡的弊端，下定决心帮助孩子回归正常的睡眠后，才有动力想办法解决问题。其间，父母的作用很重要，既要觉察孩子吃不到奶的痛苦，也要耐心地哄睡孩子，还要温柔而坚定地给孩子传递"不吃奶也能睡着"的信息，帮孩子入睡。

● 打断孩子的奶睡联想。很多孩子是因为把吃奶和睡觉联系在一起，才不容易戒掉奶睡。如果父母在白天能按照"吃—玩—睡—吃—玩—睡"的顺序照顾孩子，孩子就不会有奶睡联想，也就不会再依赖奶睡了。

● 如果孩子在晚上只是轻轻地哼唧几声，父母关注一下孩子即可，不要立即将孩子抱起来安慰甚至给孩子喂奶。

● 父母用拍、抱、推车等方式替代奶睡。

睡觉认人

有的孩子日常主要由妈妈或者其他某一特定的人照顾，睡觉的时候也是由此人哄睡、陪睡，所以他们在半梦半醒之间看不到这个经常照顾他们的人时就会哭闹，半夜醒来也只要这个经常照顾他的人哄睡。这表明孩子已经对这个经常照顾他的人产生了深深的依赖。对于4～12月龄的孩子来说，这是一个正常的现象。

这种睡觉认人的现象主要发生在需要哄睡、陪睡的孩子身上。孩子能够自主独立入睡时，这个问题就不再存在。如果这个问题给主要照顾孩子的人造成了困扰，其他照顾者多照顾一下孩子，也有利于解决这个问题。

依赖吃手入睡

吃手入睡是很多孩子喜欢做的事情，很多父母看到孩子吃手就会阻止。实际上，吸吮是孩子的本能。对于一个出生只有几个月的孩子来说，自己的手是最方便的吮吸材料。也不是所有的孩子都爱吃手，但是对于孩子来说，吃手是最自然不过的生理需求。

> 婴儿开始协调自己身体的最初标志就是他越来越频繁地把拳头放到嘴边吮吸……随着第一阶段（出生至 6 周）宝宝的逐渐发育，他渐渐地能够把拳头移动到自己嘴边，并一直放在那里。在他醒着时，不管自己的拳头还是任何类似的东西放到了他的嘴边，他都会去吮吸。
>
> ——伯顿·L. 怀特《从出生到 3 岁：婴幼儿能力发展与早期教育权威指南》

此阶段的孩子为什么爱吃手？

对于此阶段的孩子来说，吃手是一种自我安抚的方式。一方面，吃手能给孩子带来舒适感，缓解焦虑情绪；另一方面，孩子出生后有吸吮的反射和需求，而吃手获得的满足感和吃母乳获得的满足感是不一样的，即使吃饱了，孩子还是会有吃手的行为。

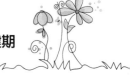

孩子吃手是不是因为饿了？

有的父母看到孩子吃手就以为孩子饿了，开始给他喂奶。实际上，对于孩子来说，吃手的安抚成分居多。孩子也知道吃手并不能充饥。

需要强制孩子戒掉吃手吗？

有些孩子在妈妈子宫里的时候就会吃手了。到1岁左右，大多数孩子的吃手习惯就会消失。

对于这一问题，父母只要保持孩子小手的清洁卫生，并经常给孩子修剪指甲，不必过分关注或阻拦。

这也不是让父母放任孩子吃手，父母还是需要观察孩子吃手的状态，不要让孩子因为过分吃手而影响健康。如果孩子睡觉之前吃手的时间过长，父母就要考虑孩子是不是已经过度疲劳或者自我安抚能力不足了。这时候父母可以给孩子奶嘴或其他安抚物，也可以抱抱他，给他按摩一下，帮他入睡。

半夜翻身

孩子从第3个月开始就学习翻身，4~5个月的时候会练习得更加频繁，连睡觉的时候也在练习翻身。所以，经常有孩子在睡觉的时候把自己翻过去，翻不回来时就会把自己哭醒，影响夜间的睡眠。

为什么孩子在半夜翻身会影响睡眠？

● 对于孩子来说，学会翻身是一件大事，会给大脑带来比较大的刺激。孩子在睡觉的时候，大脑会对白天的事情进行整理和储存。当整理和储存到孩子学会、练习翻身时，大脑会变得比较兴奋，进而会影响睡眠。

● 孩子在睡觉的时候练习翻身跟在清醒的时候练习翻身是不一样的，在梦中练习翻身时，没想到肢体会跟着动起来，所以会把自己惊醒，甚至受到惊吓。

● 孩子的睡眠状态不好，半夜练习翻身会导致睡眠质量更差。

如何应对孩子半夜翻身？

● 父母在白天给孩子足够的时间练习翻身，让孩子越来越熟悉翻身，有利于减轻翻身这件事对孩子大脑的刺激。

● 孩子半夜翻身如果没有醒，父母只需关注孩子，不要干预孩子。如果孩子翻身太频繁，父母可以适当用手按住或搂住孩子的身体，让他少翻一些。如果孩子因为翻身哭醒了，父母就要及时安抚孩子。

● 父母要重视对孩子睡眠能力的培养。

厌奶

所谓厌奶，是指孩子在醒着的时候不愿吃奶，吃奶量明显减少。孩子厌奶有时候会持续一周左右，有时候会持续一个月甚至几个月。

如果孩子厌奶持续的时间不长，也没有影响生长发育，父母就不需要过于焦虑。如果孩子厌奶持续的时间长，导致孩子的生长发育出现异常，父母就需要及时带孩子就医，排查原因。表3-1所示，为孩子厌奶的主要原因及应对方法。

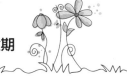

表 3-1　孩子厌奶的主要原因及应对方法

主要原因	详细解读	应对方法
强制喂奶	孩子越长越大，父母喂奶的频率需要降低一些。如果父母还是根据前3个月的频率喂奶，就容易让并不饿的孩子产生厌奶的情绪	父母在喂奶的时候要注意孩子吃饱的信号，不要强迫孩子吃奶
奶睡	奶睡严重的话，孩子就会把"吃"和"睡"密切联系在一起，不吃就不睡，不睡就不吃，只有困了想睡觉的时候才肯吃奶	父母要切断孩子的奶睡联想，不要在喂奶之后马上安排孩子睡觉，更不要让孩子在吃奶的时候睡着
呛奶	母乳比较充足，乳汁流速过快，会导致孩子呛奶，让孩子有不愉快的吃奶经历，从而让孩子产生厌奶的情绪	父母在给孩子喂奶之前可以先用手刺激出奶阵，等乳汁流速正常后再给孩子喂奶；也可以在喂奶的时候用手指钳住乳晕降低乳汁的流速，并及时调整喂奶姿势
孩子的偏好	由于各种原因，如两侧乳房大小不同、乳汁流速不同、乳汁多少不同等，孩子会偏爱一侧乳房的乳汁	妈妈每次喂奶时不要让孩子固定先吃某一侧乳房的乳汁
外界影响	外界环境嘈杂或者有好玩的事情吸引了孩子的注意力	父母选择环境安静的地方喂奶，减少外界干扰；也不要让其他人来逗孩子
需要新食物	有时候厌奶也是需要给孩子添加辅食的信号	父母必须为满6月龄的孩子添加辅食
胃口不好	有的孩子暂时没有胃口，吃得少，也是一种正常现象	父母要注意观察孩子的身体变化，也不要过于焦虑

依赖抱睡

抱睡可以分为两种类型：一种类型是父母抱着孩子入睡，等孩子睡着后再找机会把孩子放下；另一种类型是父母始终抱着熟睡的孩子，直到孩子醒来。

依赖抱睡的原因

● 父母享受抱着孩子、看着孩子入睡的状态。

● 孩子生理不成熟，由父母抱着更容易入睡。

● 父母欠缺哄睡技巧，抱睡可以加速孩子入睡速度。

● 与躺在床上入睡相比，孩子会更喜欢被抱着入睡。

● 抱睡会伴有轻微的摇晃，有助眠作用。

● 被抱着的时候，孩子因头的位置比平躺在床上时高，会感觉更舒适。

● 多数孩子在3~4个月的时候会逐渐不需要抱睡，但是也有一些孩子因没有掌握足够的睡眠技巧而仍然需要抱睡。

依赖抱睡的弊端

孩子依赖抱睡的第一弊端就是父母太累。4月龄孩子的平均体重约为6千克，父母整天将孩子抱在手上很容易出现手腕劳损、腰肌劳损等症状。另外，即使轻轻地放下已经睡着的孩子也会让孩子感觉到睡眠环境的变化而变得易醒。如果父母一直抱着孩子，孩子对睡眠环境的要求就会越来越高，且越来越不容易得到满足。

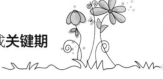

> 睡眠中的振动或者移动会导致大脑处于一种浅睡眠状态并削弱睡眠的恢复力。
>
> ——马克·维斯布朗《婴幼儿睡眠圣经》

如何解决依赖抱睡问题？

● 父母在白天多和孩子亲密互动，让孩子感受到满满的安全感，让孩子保持积极的情绪。

● 父母要掌握将睡着的孩子放下又不会弄醒他的技巧。父母放下已经睡着的孩子的时候要先慢慢让屁股落下，再慢慢让头落下。

● 父母抱着孩子哄睡的时候要先在孩子的颈部垫一块毛巾，以便放下睡着的孩子的时候连毛巾一起放下，保持温度前后一致，这样孩子就比较不容易被吓醒。

● 父母成功放下睡着的孩子后要继续安抚孩子，如轻轻地拍孩子、给孩子轻声唱歌等。

● 父母要尝试在孩子情绪完全放松且还没有完全睡着的时候轻轻放下孩子，并躺在孩子旁边轻轻地拍孩子，让孩子尝试自己入睡。

解决依赖抱睡问题不可能一蹴而就，父母要多次尝试才会成功。

出牙期睡眠变差

大多数孩子会在6个月的时候开始出牙，有的孩子会在4个月的时候开始出牙。出牙会让孩子明显感觉到不适，从而影响孩子的睡眠。父母如果不仔细观察，就可能会纳闷孩子为什么会突然开始没有理由地哭闹：他明明困了还哭着不肯睡觉，之前明明可以自主入睡的，现在却需要哄很久。直到孩子第一颗牙齿冒出来，父母才恍然大悟，原来孩子是因为出牙而出现了一系列睡眠问题。

可以预测孩子出牙吗？

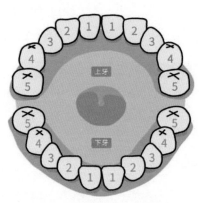

❶ 7.5 月龄时萌出
❷ 9 月龄时萌出
❸ 18 月龄时萌出
❹ 14 月龄时萌出
❺ 24 月龄时萌出

❶ 6 月龄时萌出
❷ 7 月龄时萌出
❸ 16 月龄时萌出
❹ 12 月龄时萌出
❺ 20 月龄时萌出

实际上，孩子出牙也不是完全无迹可寻，爱啃咬东西、流口水、牙龈红肿等都是孩子出牙的前兆。父母平时多加观察，再结合孩子牙齿萌出的时间点，就可以有的放矢地给孩子准备一些缓解出牙不适的工具。

怎么缓解孩子出牙期不适？

孩子在出牙期会感觉不舒服，但是又说不出来，就会比平时更加焦躁、不耐烦、容易哭闹。父母要及时观察、耐心抚慰，提前准备好安全、干净的牙咬胶、磨牙棒等，将其冷藏后再给孩子使用可以更好地缓解不适。

孩子为什么会磨牙？

很多孩子长出牙齿后，晚上睡觉时会有磨牙的现象。孩子之所以会磨牙，是因为孩子睡着后，大脑仍然有一部分区域很活跃，并且发出信号让咀嚼肌工作。磨牙的产生原因多种多样，有的是白天过于兴奋、紧张或精神焦虑，有的是消化不良、肠道寄生虫病或营养不均衡等。

如果孩子只是偶尔磨牙，家长不用担心，也不需要处理。如果孩子每天晚上都会磨牙，家长就应找对原因进行防治。以下防治措施可供父母参考。

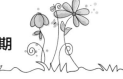

● 晚间不要让孩子吃得太饱，更不要让其在晚餐后再吃零食，并及时清洁牙齿。

● 避免让孩子出现紧张焦虑情绪或者白天玩得过于兴奋。

● 对于孩子的口腔问题，父母要及时请牙医进行诊断治疗。磨牙严重的孩子经过牙科医生诊断，可以进行咬合功能矫正或者量身定制护牙套。

● 改善孩子的营养状况，调理内分泌。因变态反应引起磨牙行为的孩子，应该去医院找出变应原，及时预防变态反应发生。

● 确有寄生感染的孩子需要在医生的指导下进行驱虫治疗，但是父母不能盲目认为驱虫治疗就可以消除磨牙症。

分离焦虑

孩子和亲密的抚养者（通常是妈妈）在分离的时候所表现出来的不安情绪和行为，被称为"分离焦虑"。分离焦虑是儿童时期十分常见的情绪障碍。年龄偏小的孩子会紧紧抱着妈妈不放，还会大哭；年龄偏大的孩子会表现得情绪十分不稳定，如又叫又跳、哭躺在地上不起来等。分离焦虑对睡眠的影响是非常大的，很多出现分离焦虑的孩子会在半夜醒来大哭，只有看到、摸到妈妈后才会停止哭泣。

分离焦虑是正常的现象吗？

分离焦虑是正常的现象，并不是因为孩子情感脆弱。在出生后的一段时间里，孩子都会以为自己和妈妈是一个整体，还不能意识到自己是一个独立的个体。正因如此，孩子才不能马上接受与妈妈的分离。父母不用担心，孩子会慢慢习惯妈妈暂时不在身边的状态。

事实上，孩子出现分离焦虑也是出于他们对妈妈的依赖。妈妈不在孩子身边，孩子看不到妈妈，也不知道妈妈什么时候回来，才会哭闹。随着年龄的增加、独立意识的增强，孩子的这种离不开妈妈的焦虑感会慢慢消失。

如何应对分离焦虑？

分离焦虑虽然是孩子生长发育中的正常现象，但是如果因为妈妈不在身边陪睡而影响孩子的睡眠，父母就需要采取一些措施。

从心理学角度来看，应对分离焦虑的最好方法就是和孩子保持密切的关系，用感性的、温和的、循序渐进的训练来帮助孩子度过这段困难时期。

● 父母在孩子看不见的地方时要大声说话或唱歌，让孩子能够听到父母的声音，获得些许安全感。

● 父母多和孩子玩躲猫猫的游戏。父母可以藏在报纸后面，也可以藏在家具后面，还可以藏在门后面，再及时以可爱、欢乐的形象出现，同时热情地抱抱孩子。

● 将孩子交给别人临时照顾时，父母一定不能悄悄地走掉，要跟孩子说再见，告诉孩子你们要去哪里、什么时候回来。即使孩子一开始看不懂、听不懂，还是会哭闹，但是他们心里是有底的，他们知道父母会在某个时间回来。他们哭只是因为舍不得父母。慢慢地，孩子会从大声哭变为小声哭，再变为有些难过，最后会开心地和父母说再见。

● 父母在家的时候尽量和孩子待在一起，玩一些好玩的游戏，让他们感觉到父母时刻在关心、记挂他。

● 父母在孩子睡觉前抱一抱、亲一亲孩子，并温柔地和他们说说话，趁他们清醒时就把他们放到小床上，待在他们身边直到他们睡着。这样持续一段时间后，孩子会感到独自待在床上也很安全。

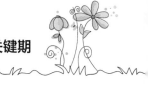

4～12月龄孩子的作息引导

4 ~ 12月龄的孩子在各个方面都有很大的进步，也会经历大动作发展（坐、爬、站）、接受辅食、长牙等很多变化，这些对睡眠都会有或多或少的影响。因此，这个阶段的孩子的睡眠状况是比较复杂的。

4 ~ 6月龄孩子的作息引导

这个阶段的孩子有的醒得早，有的早觉长，有的午觉长，父母要根据自家孩子的实际情况安排一天的作息。

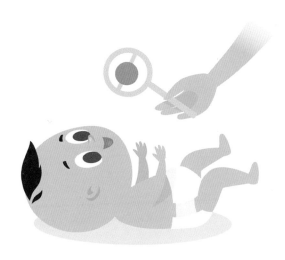

4 ～ 6 月龄孩子理想化的作息安排

如表3-2所示的作息安排，适用于晚上睡眠质量高、起床时间规律的
4～6月龄孩子。

表3-2　4 ～ 6 月龄孩子理想化的作息安排

时间	活动安排
7：01—7：30	起床，喝奶
7：31—9：00	玩
9：01—10：30	睡早觉
10：31—11：00	玩
11：01—11：30	喝奶
11：31—13：00	玩
13：01—15：00	睡午觉
15：01—15：30	喝奶
15：31—17：00	玩
17：01—17：30	睡黄昏觉
17：31—19：00	玩
19：01—19：30	喝奶
19：31—23：00	夜间睡眠
23：01—23：30	喝夜奶
23：31—次日3：00	夜间睡眠
次日3：01—次日3：30	喝夜奶
次日3：31—次日7：00	夜间睡眠

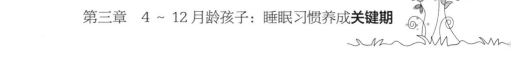

4～6月龄早醒孩子的作息安排

如表3-3所示的作息安排，适用于4～6月龄早醒的孩子。

表3-3 4～6月龄早醒孩子的作息安排

时间	活动安排
5：01—5：30	醒来，喝奶
5：31—7：00	睡回笼觉
7：01—9：00	玩
9：01—9：30	喝奶
9：31—10：00	玩
10：01—11：30	睡早觉
11：31—13：00	玩
13：01—13：30	喝奶
13：31—14：00	玩
14：01—16：00	睡午觉
16：01—17：00	玩
17：01—17：30	喝奶
17：31—18：00	睡黄昏觉
18：01—19：00	玩
19：01—19：30	喝奶
19：31—23：00	夜间睡眠
23：01—23：30	喝夜奶
23：31—次日3：00	夜间睡眠
次日3：01—次日3：30	喝夜奶
次日3：31—次日5：00	夜间睡眠

有的孩子醒得早，需要睡个回笼觉，父母需要在此基础上顺延全天的作息。

4 ～ 6月龄早觉长、午觉短孩子的作息安排

有的孩子早上醒得早，不会睡回笼觉，就易出现早觉长、午觉短的情况。如表3-4所示的作息安排，适用于此类孩子。

表3-4　4 ～ 6月龄早觉长、午觉短孩子的作息安排

时间	活动安排
6：31—7：00	起床，喝奶
7：01—8：00	玩
8：01—10：00	睡早觉
10：01—11：00	玩
11：01—11：30	喝奶
11：31—12：30	玩
12：31—13：30	睡午觉
13：31—14：50	玩
14：51—15：20	喝奶
15：21—16：00	小睡
16：01—19：00	玩
19：01—19：30	喝奶
19：31—23：00	夜间睡眠
23：01—23：30	喝夜奶
23：31—次日3：00	夜间睡眠
次日3：01—次日3：30	喝夜奶
次日3：31—次日6：30	夜间睡眠

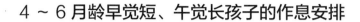

4～6月龄早觉短、午觉长孩子的作息安排

有的孩子的早觉比较短、下午觉比较长，父母可按照如表3-5所示的作息安排照顾孩子。

表3-5　4～6月龄早觉短、午觉长孩子的作息安排

时间	活动安排
7：01—7：30	起床，喝奶
7：31—9：00	玩
9：01—9：45	睡早觉
9：46—11：00	玩
11：01—11：30	喝奶
11：31—12：00	玩
12：01—14：00	睡午觉
14：01—15：00	玩
15：01—15：30	喝奶
15：31—16：00	玩
16：01—16：30	睡黄昏觉
16：31—18：30	玩
18：31—19：00	喝奶
19：01—23：00	夜间睡眠
23：01—23：30	喝夜奶
23：31—次日3：00	夜间睡眠
次日3：01—次日3：30	喝夜奶
次日3：31—次日7：00	夜间睡眠

4～6月龄小睡短孩子的作息安排

有的孩子白天的小睡时间很短，父母需要按照表3-6所示的作息安排增加孩子小睡的次数。

表3-6 4～6月龄小睡短孩子的作息安排

时间	活动安排
6：31—7：00	起床，喝奶
7：01—8：00	玩
8：01—8：45	睡早觉
8：46—9：30	喝奶
9：31—10：10	玩
10：11—11：00	小睡
11：01—12：00	玩
12：01—12：30	喝奶
12：31—14：00	睡午觉
14：01—15：00	玩
15：01—15：30	喝奶
15：31—16：00	玩
16：01—16：30	睡黄昏觉
16：31—18：30	玩
18：31—19：00	喝奶
19：01—23：00	夜间睡眠
23：01—23：30	喝夜奶
23：31—次日3：00	夜间睡眠
次日3：01—次日3：30	喝夜奶
次日3：31—次日6：30	夜间睡眠

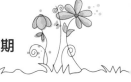

7～9月龄孩子的作息引导

在第7个月的时候，有的孩子能够连续睡10个小时左右而不需要夜奶了，白天的小睡逐渐由3次向2次过渡。到第9个月时，大多数孩子的黄昏觉会消失。

父母必须要科学地为满6月龄的孩子添加辅食。不过需要父母注意的是，辅食只是孩子饮食的辅助和补充，孩子的饮食还应以乳奶为主。辅食添加不当有可能会影响孩子的睡眠。

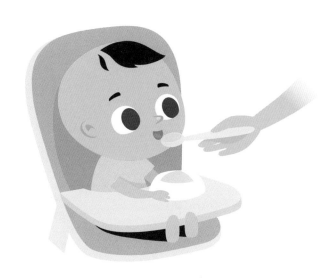

添加一顿辅食的作息安排

一开始每天给孩子添加一顿量较小的辅食，主要是为了让孩子熟悉食物。在中午前后给孩子添加辅食，有利于观察孩子对辅食的接受程度。如果这个时候孩子的黄昏觉已经消失，那么父母要相应地把孩子的夜间入睡时间提前0.5小时。

父母可以按照表3-7所示的信息给7~9月龄的孩子添加辅食。

表3-7　给7~9月龄孩子添加一顿辅食时的作息安排

时间	活动安排
6：31—7：00	起床，喝奶
7：01—8：30	玩
8：31—10：00	睡早觉
10：01—11：30	吃辅食
11：31—12：30	喝奶
12：31—14：00	睡午觉
14：01—15：00	玩
15：01—15：30	喝奶
15：31—16：30	玩
16：31—17：00	睡黄昏觉
17：01—19：00	玩
19：01—19：30	喝奶
19：31—次日0：00	夜间睡眠
次日0：01—次日0：30	喝夜奶
次日0：31—次日4：00	夜间睡眠
次日4：01—次日4：30	喝夜奶
次日4：31—次日6：30	夜间睡眠

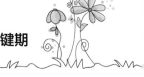

添加两顿辅食的作息安排

　　孩子适应每天添加一顿辅食的作息安排后，父母就可以按照表3-8所示的信息为其添加第二顿辅食，也可以增加一些辅食量。两餐辅食可以安排在孩子的早觉和午觉之间。如果孩子还有黄昏觉，父母可以将孩子夜间入睡的时间推迟0.5小时。

表3-8　给7 ~ 9月龄添加两顿辅食时的作息安排

时间	活动安排
6：31—7：00	起床，喝奶
7：01—8：30	玩
8：31—10：00	睡早觉
10：01—11：30	吃辅食
11：31—12：00	喝奶
12：01—13：00	玩
13：01—15：00	睡午觉
15：01—16：00	吃辅食
16：01—16：30	喝奶
16：31—18：30	玩
18：31—19：00	喝奶
19：01—次日2：00	夜间睡眠
次日2：01—次日2：30	喝夜奶
次日2：31—次日6：30	夜间睡眠

添加三顿辅食的作息安排

孩子适应每天添加两顿辅食的作息安排后,父母就可以按照表3-9所示的信息为其添加第三顿辅食,同时加大辅食量,辅食的形态也要渐渐由稀变稠。这时候的三顿辅食基本上可以按照成人一日三餐的时间点来安排,同时要让孩子每天摄入600毫升的母乳或奶粉。

表3-9 给7 ~ 9月龄孩子添加三顿辅食时的作息安排

时间	活动安排
6:31—7:00	起床,喝奶
7:01—8:00	玩
8:01—8:30	吃早餐
8:31—9:30	玩
9:31—11:30	睡早觉
11:31—12:30	吃午餐
12:31—14:00	玩
14:01—15:30	睡午觉
15:31—16:00	喝奶
16:01—17:00	玩
17:01—18:00	吃晚餐
18:01—19:00	玩
19:01—19:30	喝奶
19:31—次日4:00	夜间睡眠
次日4:01—次日4:30	喝夜奶
次日4:31—次日6:30	夜间睡眠

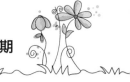

10～12月龄孩子的作息引导

这个阶段的孩子的精力更加旺盛，喜欢出去玩，白天运动量如果不足，夜间睡眠质量就有可能受到影响。

孩子在这段时间的作息更加简单明了：白天睡1～2觉，吃3顿辅食，穿插吃奶。

这个阶段的孩子每天应摄入600毫升的母乳或奶粉，20～75克的谷物，25～100克的蔬菜、水果，25～75克的肉禽鱼，以及1个鸡蛋（至少1个蛋黄）。

白天睡两觉的作息安排

这个阶段的大部分孩子在白天是睡两觉的，父母可按照表3-10所示的信息照顾孩子。

表3-10　10～12月龄孩子白天睡两觉的作息安排

时间	活动安排
6:31—7:00	起床，喝奶
7:01—8:00	玩
8:01—8:30	吃早餐
8:31—10:00	玩
10:01—10:45	睡早觉
10:46—11:30	玩
11:31—12:00	吃午餐
12:01—13:30	玩
13:31—14:00	喝奶

续表

时间	活动安排
14:01—16:00	睡午觉
16:01—17:30	玩
17:31—18:00	吃晚餐
18:01—19:30	玩
19:31—20:00	喝奶
20:01—次日6:30	夜间睡眠

白天睡一觉的作息安排

如果孩子在这段时间白天只睡一觉，父母就要按照表3-11所示的信息将孩子的夜间入睡时间提前一些。

表3-11　10 ~ 12月龄孩子白天睡一觉的作息安排

时间	活动安排
6:31—7:00	起床，喝奶
7:01—8:00	玩
8:01—8:30	吃早餐
8:31—11:00	玩
11:01—11:30	吃午餐
11:31—14:00	睡午觉
14:01—14:30	喝奶
14:31—16:30	玩
16:31—17:30	吃晚餐
17:31—18:30	玩
18:31—19:00	喝奶
19:01—次日6:30	夜间睡眠

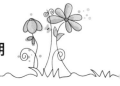

4~12月龄孩子的睡眠指南

　　这个阶段的孩子如果能戒掉夜奶，会睡得更好；如果能解决惊跳反射问题，则可以睡得更久。

正确判断惊跳反射和惊厥

　　孩子是在睡眠中长大的，年龄越小，需要的睡眠时间越长。睡眠会使大脑皮质处于良好的保护性抑制状态。在睡眠过程中，神经细胞会得到能量的恢复与储备；垂体会分泌生长激素，促进孩子的生长发育。

　　孩子在睡眠中常常会出现惊跳反射，这是由于孩子的神经系统发育本身就不完善，又受到了一定的刺激。孩子的惊跳反射表现为双手向上张开、缩回，有时还会哭。这是一种正常现象，在孩子4个月大的时候就会慢慢消失。当孩子出现惊跳反射时，父母只要用手扶住孩子的双肩或将孩子的双手交叉按在胸前，就能使孩子安静下来。给孩子裹上褓褓也可以防止孩子在睡觉的时候出现惊跳反射。惊跳反射对孩子大脑的发育是完全没有影响的。

　　但是，如果发现孩子全身或局部肌群突然发生阵挛、松弛交替或强直性收缩，面部（特别是眼睑、口唇）和拇指抽搐，眼球凝视、发直或上翻，瞳孔扩大等现象，父母就必须格外小心。这些都是惊厥的表现，提示孩子可能患有某种疾病，要及时就医。

　　孩子的惊跳反射和惊厥是两回事，惊跳反射是一种正常的生理现象，而惊厥是一种突发性病症，需要及时就医。

重视孩子打呼噜

正常情况下，孩子在熟睡中是悄然无声的。如果孩子在睡觉的时候发出呼噜声，父母就需要予以重视。

打呼噜一般是由于呼吸道受到压迫或者阻塞。打呼噜从表面看似乎对身体没有什么危害，但实际上会严重影响孩子的睡眠质量、抵抗力、智力发育，还容易引起腺样体面容、分泌性中耳炎等问题。

因此，当孩子出现打呼噜的情况时，父母千万不能掉以轻心，必须找出孩子打呼噜的原因，对症下药。

孩子打呼噜的原因

● 孩子的呼吸通道如鼻腔、咽喉等比较狭窄，容易被分泌物阻塞。这也是0～6月龄孩子时常有鼻音、鼻塞、痰音的原因。

● 仰睡（面部朝上）时最容易打呼噜。面部朝上睡觉容易使舌头根部因重力关系向下倒，阻塞咽喉。

● 孩子感冒时若有扁桃体发炎、分泌物增多的情况，就更容易因气流不顺而加重鼾声。打呼噜严重的话还会出现呼吸困难甚至呼吸暂停的现象。

● 肥胖。肥胖孩子咽喉处的软组织比较肥厚，有过多的脂肪沉积。孩子睡眠时，这些肥厚的软组织就容易压迫气道，导致气流受限。

如何解决孩子打呼噜的问题

● 改变睡姿。当发现孩子打呼噜的时候，父母最好先把孩子的睡姿调整成侧卧，以便改变孩子咽喉处软组织的位置，使孩子的呼吸道变得顺畅。

● 及时治疗感冒。孩子在感冒的时候更容易打呼噜。一旦孩子出现感冒的症状，父母就要及时带孩子就医，这样不仅可以阻止扁桃体发炎，还可以减少呼吸道的分泌物。另外，多带孩子去户外散步、晒太阳，有利于增强孩子的抵抗力、提高孩子的身体素质、预防感冒。

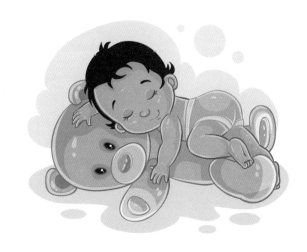

● 规律作息、健康饮食。规律作息有助于提高孩子的抵抗力、预防感冒，以及降低其他疾病的发生概率。健康饮食有利于孩子均衡摄取食物中的营养成分，增强体质。

● 及时检查身体。如果发现孩子经常打呼噜，父母就需要及时带孩子就医，检查鼻腔、咽喉、下巴骨等处有无异常，或者检查孩子的神经功能、肌肉功能有无异常。

戒掉夜奶，孩子会睡得更安稳

开始给孩子添加辅食后，父母就可以考虑给孩子戒掉夜奶了。

大部分孩子建立成熟的睡眠模式后，会减少对夜奶的需求，但有的孩子仍然需要夜奶。如果孩子每天晚上都会醒来很多次，而且要靠父母喂奶才能重新入睡，就说明夜奶已经给孩子的睡眠造成了干扰，父母需要想办法给孩子戒掉夜奶。

不及时戒掉夜奶对孩子有哪些影响？

随着孩子身体的发育，孩子更需要拥有优质、连续的睡眠。夜奶对于孩子来说，会加重消化系统的负担、打断连续的睡眠，使整晚的睡眠质量受到影响。另外，不必要的夜奶还会影响孩子白天的胃口。

对于已经长出牙齿的孩子，父母如果只在每天晚上睡觉之前给他们清洁牙齿，忽视他们吃完夜奶后的牙齿清洁工作，久而久之，孩子的牙齿就会被腐蚀，成为龋齿。

如何帮助孩子戒掉夜奶？

既然父母已经知道夜奶会给孩子造成睡眠困扰，那么父母就可以从以下三个方面入手，帮助孩子戒掉夜奶。

● 孩子在6个月左右的时候，其实已经不需要夜奶了。如果孩子每次在晚上吃奶时都只是吃几口，或只是吮吮乳头而不是真正地吃奶，就说明父母可以取消夜奶了。这个阶段的孩子能在1~3天内改变自己的饮食习惯，一旦夜奶被取消，他们在白天自然就会吃得更多。

● 对于那些还需要夜奶的孩子，父母可以用循序渐进的方法帮助他们戒掉夜奶，如在一个星期内，慢慢把夜奶次数调整到1次甚至是0次。如果是母乳喂养，父母可以将两次哺乳的时间间隔延长0.5小时。如果是人工喂养，父母在夜间喂奶时可以每次减少30毫升奶量，并延长两次喂奶的时间间隔。

● 如果孩子不是在往常吃奶的夜间时段醒来，父母可以拍拍孩子或者轻声跟孩子说话，但是不要把孩子抱起来。如果是母乳喂养，由爸爸哄孩子入睡会更容易些，因为孩子会被妈妈身上的奶味吸引。

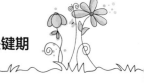

合理使用安抚奶嘴

　　有的父母为了让孩子安静入睡，会让孩子含着安抚奶嘴入睡。一旦形成习惯，孩子就很容易依赖安抚奶嘴，每次睡觉都需要含着安抚奶嘴，否则就哭闹着不肯入睡。睡着后如果掉了安抚奶嘴，孩子就会醒来，并哭着找安抚奶嘴。如表3-12所示，对于孩子来说，安抚奶嘴是一把"双刃剑"。安抚奶嘴确实对孩子有一定的安抚作用，但是如果开始影响孩子的睡眠质量，父母就需要想办法帮孩子戒掉对安抚奶嘴的依赖。

表 3-12　使用安抚奶嘴的优点、缺点及注意事项

优点	缺点	注意事项
减少孩子的哭闹次数，安抚孩子	易使父母忽略孩子哭闹的原因	父母要多关注孩子
消毒简单	消毒不彻底易使孩子生病	父母要及时、彻底地清洗安抚奶嘴
满足孩子的吮吸需求，减少过度喂养	可能会引起乳头混淆	母乳喂养一个月之后，父母再考虑引入安抚奶嘴
降低入睡、接觉的难度	形成依赖后，易影响孩子的睡眠	增加安抚方式，培养孩子的入睡、接觉能力

　　如果确实发现安抚奶嘴的使用已经对孩子的睡眠质量造成影响，父母就需要及时帮孩子戒断安抚奶嘴。戒断安抚奶嘴的比较理想的时间段是孩子6～12月龄时。

以下帮孩子戒断安抚奶嘴的方法供父母参考。

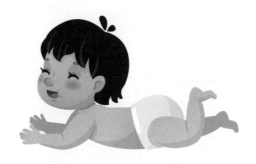

● 在孩子睡觉前的一段时间里，尽量让孩子安静下来。调暗灯光、放一些舒缓的音乐等，都有利于孩子顺利入睡。孩子睡前过度兴奋或过度疲劳，都有可能造成入睡困难。

● 用哄抱、轻轻摇晃的方式帮助孩子入睡，减少孩子对安抚奶嘴的依赖。

● 在孩子睡觉之前用讲故事、玩耍等方式分散孩子的注意力。需要注意的是，讲故事要讲一些温馨、可爱的内容，玩耍也要玩一些安静的游戏，一定不能让孩子过度兴奋。

● 用安抚巾代替安抚奶嘴。

让孩子适应在黑暗中入睡

有的孩子怕黑，睡觉的时候必须开着灯，否则就会哭闹，因此有的父母会在床头给孩子留一盏灯。这样看起来似乎很温馨，但实际上非常不好。床头的灯光不仅会影响孩子的睡眠质量，而且会影响孩子的视力发育。

研究发现，让孩子在灯光下睡觉，会使孩子的睡眠时间缩短，睡眠深度变浅且容易惊醒。

此外，持续的灯光刺激会使孩子的眼球和睫状肌得不到充分的休息，久而久之，极易造成对视网膜的损害，影响视力的正常发育。

对于确实不喜欢在黑暗中入睡的孩子，父母可以从以下四个方面入手来帮助孩子适应在黑暗中入睡。

● 在孩子因为黑暗而哭闹的时候，父母要轻轻安抚孩子。父母也可以留

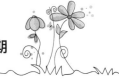

一盏昏暗的小夜灯，等孩子睡着了再把小夜灯关掉。

● 如果孩子已经养成不开灯就不睡觉的习惯，父母可以买一盏调节灯，从孩子准备睡觉开始，让灯光的亮度逐渐下降。

● 如果孩子还是不太适应在黑暗中入睡，父母可以给孩子讲一个温馨的睡前故事。

● 如果父母和孩子住同一个房间，等孩子睡着后父母要尽量使用小台灯，不要让光源对着孩子，更不要看电视。如果条件允许，父母可以用隔屏或布帘来阻挡光线。

炎炎夏日，帮孩子舒服入睡

孩子的睡眠质量会直接影响孩子的生长发育。炎炎夏日，气温高又有蚊虫，孩子很容易因受到干扰而睡不好。父母可以采取一些措施，让孩子每天都能睡上安稳觉。

床上用品有讲究

草席

草席材质柔软，凉度较低，与肌肤的亲和力强。4～12月龄孩子的体温调节功能比较弱，对冷、热的适应力比较差，不宜使用易使孩子着凉的竹席，宜使用草席。

新草席在使用前，要先在阳光下久晒，反复拍打，再用温水擦去灰尘，最后在阴凉处晾干。在给孩子使用草席的过程中，父母要经常清洗、晾晒草席，防止螨虫和细菌滋生；时常检查草席有无破损、老旧折断的现象，以防孩子被扎伤。气温变低时，父母要及时撤走草席。

荞麦枕

很多孩子的头部特别容易出汗，尤其是后脑勺。头上汗多就容易导致头皮发痒，孩子就算睡着了，也会睡不踏实。再给孩子使用偏硬的枕头，就有可能引起枕秃。荞麦枕透气性比较好，也比较柔软，可以让孩子的头部始终保持舒爽的状态。

毛巾被

毛巾被可以紧贴孩子的皮肤，并吸收孩子的汗液。毛巾可以被铺着用，也可以被盖着用。即使天气炎热，父母也要给孩子盖上一层薄薄的毛巾被，特别要注意孩子腹部的保暖问题。

散热装备齐上阵

防晒窗帘

夏天天气炎热，父母可以在孩子所在的房间里装上防晒窗帘，既能有效地把热量和紫外线"锁"在窗外，又能避免阳光刺激孩子的眼睛，影响孩子入睡。防晒窗帘可以选用内层是半透明纱帘、外层能阻隔光源的窗帘。

风扇

夏天天气炎热，父母使用风扇时要注意以下事项：
- 风速不要太大；
- 风力要柔和；
- 风扇要放在离孩子远一些的地方，千万不能直接对着孩子吹；
- 风扇要转头吹，不要固定朝一个方向吹。

其实，使用风扇给房间降温的主要方式是让风扇朝窗外吹，将室内的空气吹出去，让室外的空气被吸进来。

蚊帐

蚊帐是既环保又有效的防蚊工具，只要使用正确，就会产生非常好的防蚊效果。另外，蒙古包蚊帐还可以有效防止孩子从床上坠地或碰伤。父母也可以单独为孩子准备一个可以折叠的小型蒙古包蚊帐。

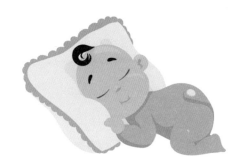

空调

父母照顾孩子比较辛苦，孩子的新陈代谢比较旺盛。父母和孩子可以在房间里使用空调，只是要注意用法：

● 使用空调时要注意房间的湿度（空气湿度太低、房间里过于干燥时，父母就要想办法增加房间的湿度）；

● 不要让空调风直接吹到孩子身上；

● 空调的温度宜设置在26～28℃，室内、室外的温差不要太大；

● 使用空调的时候，适当给孩子增添一件薄衣；

● 为保证室内空气新鲜，父母要定时开窗通风；

● 夜间使用空调时，父母要把孩子放进睡袋，以免其着凉。

孩子满 4 个月后，就可以考虑撤掉襁褓

0~3月龄的孩子容易有惊跳反射，而襁褓能让孩子特别有安全感，对提高孩子的睡眠质量很有帮助。

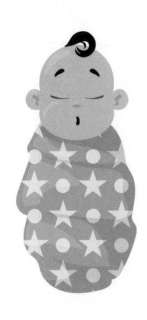

到4个月的时候，大部分孩子的惊跳反射基本消失，可以控制自己的手脚，睡觉的时候就不再容易把自己惊醒。这时候是继续使用襁褓还是马上停止使用襁褓，要看孩子的具体情况。如果孩子还会手脚乱动，父母就可以接着使用襁褓。如果孩子喜欢把手挣脱出来，父母就可降低襁褓的使用频率。一旦孩子出现想要翻身的迹象，父母就要着手撤掉襁褓。因为被襁褓包裹着的孩子翻身俯卧后，容易被堵住口鼻，有窒息的危险。

撤掉襁褓要循序渐进，让孩子慢慢适应没有襁褓的睡眠。父母一开始可以先给孩子放一只手出来，三天以后再放另外一只手出来，最后把襁褓全部撤掉。如果在这期间发现孩子出现睡眠倒退的情况，父母可以适当地搂着孩子或者用手轻轻压着孩子，帮助孩子缓解撤掉襁褓后的不适感。

晚上给孩子喂米粉不能改善睡眠

开始给孩子添加辅食后，有的父母认为睡前给孩子喂一两勺米粉能填饱他们的肚子，让他们安安稳稳地睡个整夜觉。事实上，这种方法对于改善孩子的睡眠是没有任何帮助的。

婴儿米粉给孩子带来的饱腹感，远远不及营养丰富的母乳或配方奶粉。

从营养成分上看，婴儿米粉的营养价值也比不上母乳或配方奶粉。所以说，给孩子喂米粉能改善孩子睡眠的想法是错误的。

另外，对于这个阶段的孩子来说，母乳或配方奶粉仍然是能量、营养素的重要来源。母乳不足或不能母乳喂养的孩子满6月龄后需要继续食用配方奶粉。所以，父母一定要确保孩子在白天的时候不会因为吃了过多的辅食而错过补充母乳或配方奶粉。

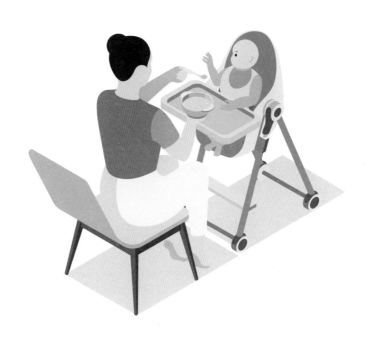

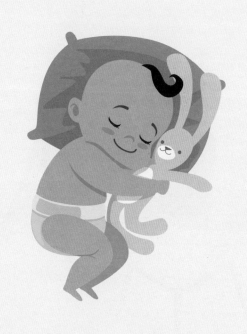

第四章

1~3岁孩子：正确**训练**睡眠

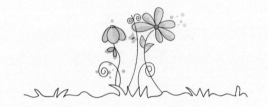

　　1~3岁的孩子能走会跑了，身体越来越灵活。与此同时，孩子的睡眠也有了新的变化。

13~15月龄孩子的睡眠特点

这个阶段正是孩子蹒跚学步的时候，他们开始表现出更多的个性。他们上午的小睡时间可能会变短，下午的入睡也有了一定的难度。面对这种情况，父母应该对孩子的睡眠模式加以调整。

每天保证1~2次小睡

大多数孩子在13个月的时候，白天会有两次小睡。到了15个月的时候，差不多一半的孩子白天还需要两次小睡，而另外一半的孩子只需要在下午小睡一觉。在这期间，两觉并一觉可能会很顺利，也可能比较艰难，因为有些孩子每天小睡一次会睡不够，而小睡两次又做不到。

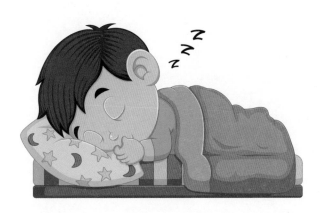

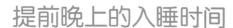

提前晚上的入睡时间

如果孩子并觉有难度，父母不妨把孩子晚上的入睡时间提前一些，这样可以使孩子第二天上午的睡眠时间缩短，甚至可以使孩子第二天上午的小睡自然而然地消失。有些孩子习惯在上午睡好几个小时，对下午的小睡极为抗拒，接近傍晚的时候又表现得很疲惫；到了晚上的入睡时间，因累过头，又不想睡了。这样就很容易形成一个恶性循环。因此，把孩子晚上的入睡时间适当提前是有益的。

缩短上午的小睡时间

这个阶段的孩子有一部分已经没有上午的小睡；保留上午小睡习惯的孩子在上午也不会睡得太久。父母可以适当缩短孩子上午小睡的时间，大概40分钟后就可以把孩子叫醒，这样可以使孩子上午的小睡时间越来越短，直至消失。不过，在下午小睡的时候，父母需要给孩子长时间、更放松的睡前抚慰。

总而言之，协调好孩子的睡眠时间和睡眠需要，有利于改善孩子的睡眠状态。孩子如果在睡前情绪平稳，就会更快、更容易地入睡。如果孩子总是频繁地表现出急躁、易怒、爱发脾气的倾向，父母就需要有更多的耐心来安慰孩子，帮孩子舒缓情绪。

16～24月龄孩子的睡眠特点

这个阶段的孩子基本上已经能稳定地睡一觉，父母也不用再费心费力地考虑孩子上午的小睡问题。不过，也有部分孩子会在夜间频繁地醒来。

> 14～24个月这一时期可能也是宝宝头3年中最有趣、最困难，也是最激动人心的时期。
>
> ——伯顿·L.怀特《从出生到3岁：婴幼儿能力发展与早期教育权威指南》

上午的小睡消失了

多数孩子在第18个月的时候就不需要上午的小睡了，在第24个月的时候只需要在下午小睡一次，但午觉需要睡两个小时左右。当然，具体到每个孩子，情况会有所不同。无论是小睡一次还是小睡两次，只要孩子的睡眠习惯好、身体健康，父母顺其自然就好。

孩子上午的小睡消失，对于喜欢在周末带着孩子出去玩的父母来说，可算是一个好消息，因为不需要再在上午费心费力地帮孩子找地方睡觉了。父母在周末的整个上午都可以带着孩子在外面尽情地玩耍；平时吃过早餐也可以带孩子出门玩耍，中午前再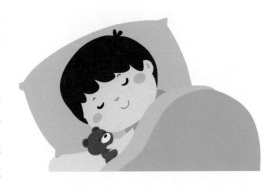回家。在外面玩耍得越尽兴，孩子回家之后的胃口就越好，下午小睡时也会

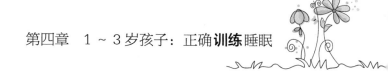

更容易入睡。

夜间频繁地醒来

这个年龄段的部分孩子会在夜间频繁地醒来哭闹，尤其是在下半夜，需要父母抱起来安慰。如果孩子在前半夜醒来哭闹的次数比较多，父母就要考虑孩子有无消化不良、过饱、过度疲劳、白天受到惊吓、下午觉过长等问题。如果孩子在后半夜醒来哭闹的次数比较多，父母就要考虑孩子有无奶睡、习惯性夜醒、肠道异常活跃等问题。夜醒在最开始的时候可能是某一个或某几个问题导致的，如果不及时调整，就有可能变成一种不良习惯。因此，父母需要及时找出孩子夜间频繁地醒来的原因并进行积极处理。

帮助孩子入睡

建立一套固定的睡前程序有助于孩子入睡。

父母可以准备一个数字钟表，在每天19:30的时候对孩子说："看，现在已经是19:30，你该洗澡了。"洗完澡，拥抱、亲吻孩子，再给孩子讲个故事后，父母可以对孩子说："现在已经是21:00，你该睡觉了。"渐渐地，孩子就会明白：到了特定的时间，自己就该睡觉了。父母也可以拿一些有安抚作用的玩具帮助孩子入睡，如一个玩具熊或一条毯子。当然，父母也可以和孩子依偎着躺在一起，再假装睡着了，让孩子也慢慢睡着。

想让孩子睡整夜觉，父母就应该教孩子学会自我安抚并重新入睡。父母应尽量避免奶睡、抱睡等，因为孩子一旦养成这些习惯，每次夜醒时就会要求有同样的条件才能重新入睡。

25～36月龄孩子的睡眠特点

一般来说，这个阶段孩子所需睡眠时间的长短取决于孩子当天的活动量、健康状态、生活规律等，白天适量的小睡不会影响夜间的睡眠。

这个阶段孩子的个性开始发展，自我意识逐渐增强，往往会有反抗、不合作、争取独立的表现。而这个阶段孩子的睡眠问题通常与他们的个性发展、自我意识增强密切相关。

小睡越来越少

大多数孩子在这个阶段只需要睡1次午觉，当然也有部分孩子白天不再小睡。不肯睡午觉的孩子有的活力满满，晚上会早一点入睡；有的会表现得极为疲倦，似乎很需要睡个午觉，但是又不肯睡，不过有时候打个盹儿也能缓解疲劳。

睡觉时间要规律，也要灵活

对于这个阶段的孩子，父母要试着把他们的睡觉时间规律化。由于成人的生活方式、家庭活动也会影响孩子的睡眠状态，所以父母既要保持规律作息，也要看情况灵活安排家庭活动。

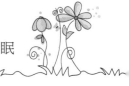

1～3岁孩子的睡眠高发问题及解决办法

　　孩子越长越大，自主意识也越来越强，父母越是让孩子睡觉，孩子可能就越跟父母对着来，不肯睡。晚上不肯睡，中午不肯睡，频繁夜醒，这些问题每天都在折磨父母。我们来看一下，为什么会有这些问题产生，又该怎么化解它们。

拖延入睡

　　到了晚上入睡的时间，孩子明明看起来已经很困，可就是不肯乖乖睡觉。睡前故事听了一个又一个，喝了三次水，上了五次厕所，不睡觉的借口一个接一个，直到父母实在受不了了，冲着他们一顿吼，孩子才连哭带闹地睡着了。很多父母百思不得其解，明明之前都是乖乖入睡，怎么越大越不肯睡了呢？

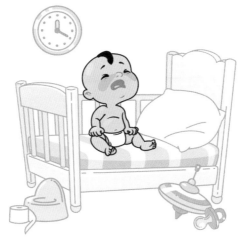

拖延入睡的原因

孩子习惯了奶睡

孩子如果之前都是奶睡，在这个时候被断了奶，又没有学会自主入睡，不知道如何屏蔽外界的刺激，不会自我放松或自我调节，就会出现拖延入睡的情况。

孩子的午睡时间太长

孩子的午睡时间太长、入睡时间太晚，都会导致晚上入睡困难，因为这时候孩子根本就不困。

家人未营造适合孩子入睡的家庭环境

到了孩子入睡的时间，妈妈让孩子去黑黑的卧室里睡觉，可是孩子看到爷爷奶奶还在看电视，爸爸还在玩手机，客厅里又灯火通明，便对睡觉产生了抗拒。孩子才不愿意让这精彩的一天结束，进入在他们看来乏味无趣的睡梦中。

孩子捕捉到父母的焦虑情绪

父母有时候会带着焦虑情绪哄孩子入睡，一边担心孩子睡晚了会影响孩子的健康和发育状况，一边惦记着别的事情。孩子对情绪的捕捉能力比较强，一旦捕捉到父母的焦虑情绪，就会跟着焦虑，不能顺利入睡。

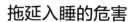

拖延入睡的危害

《2019年中国青少年儿童睡眠健康白皮书》指出，我国当代青少年儿童普遍存在睡眠不足的情况；13 ~ 17岁孩子的睡眠时长在8小时及以下的比例高达81.1%，而6 ~ 12岁孩子的睡眠时长在8小时以下的比例为32.2%。

拖延入睡会导致孩子睡眠不足，而睡眠不足会影响孩子的学习和身体健康。睡眠不足的孩子在上课的时候会打瞌睡、犯困，不能集中注意力，时间久了还会出现成绩下降的情况。长期睡眠不足会降低孩子的抵抗力，会抑制生长激素的分泌。此外，父母如果不能及早地解决孩子拖延入睡的问题，会让孩子养成晚睡的习惯，这更加不利于孩子未来的生长发育和良好作息习惯的养成。

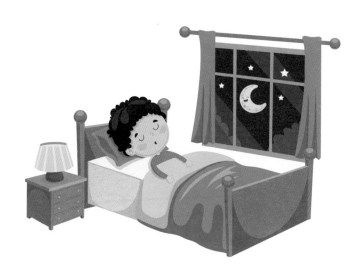

拖延入睡的对策

制定合理的、让孩子认同的作息时间表

这个阶段的孩子一旦错过平时入睡的时间，就不容易睡着。所以，父母要为孩子制定一个合理的作息时间表，并监督孩子执行作息时间表。

当然，年龄偏小的孩子的表达能力还不够强，父母可以让两岁以上的孩子参与制定作息时间表这件事情。让他们参与讨论，并且提出意见与建议，会让孩子从心里认同这份作息时间表，因为这不是父母的命令，而是包含了自己的意见与建议的一份计划。有了认同，孩子执行作息时间表时也会认真很多。

舒缓孩子的情绪

不管多大的孩子，只有情绪平稳才能顺利入睡。如果睡觉之前过于激动、烦躁甚至哭闹，孩子就很难睡着。所以，父母在晚上特别是在孩子睡觉之前要及时舒缓孩子的情绪，让孩子带着平稳的情绪入睡。

让孩子白天多运动

运动对于孩子来说有很多益处，不仅对睡眠有益，对生长发育也有益。世界卫生组织在2019年4月发布的《关于5岁以下儿童的身体活动、久坐行为和睡眠的新指南》中指出，1～2岁的孩子应该在各种强度的身体活动中花费至少180分钟，包括中等到剧烈强度的身体活动，全天分布，多则更好。

因此，多带孩子出去玩是非常有必要的。孩子虽然也可以在家里练练爬和走，但是家里毕竟面积有限，而且家里的环境和户外的环境是不一样的，天气晴朗时的户外更适合孩子做运动。

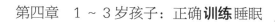

给孩子创造一个有利于睡眠的家庭环境

家庭环境也是影响孩子入睡的重要因素之一。家里有人看电视、玩游戏、刷手机，灯光太强烈，都是不利于孩子入睡的家庭环境。有的父母在晚上还带孩子出去玩，这会让孩子更加兴奋，更加难以入睡。

因此，想要孩子顺利入睡，父母就要给孩子创造一个有利于睡眠的家庭环境，包括调暗灯光、保持安静、不做任何能吸引孩子注意力的事情。

对孩子进行有效陪伴

很多父母回家晚，吃过晚餐再简单收拾一下就到孩子入睡的时间。父母对孩子的陪伴时间不够或者有效陪伴不够，也会导致孩子不想睡觉。如果父母下班回家后能够放下手机和工作，全身心地陪伴孩子，跟孩子一起做游戏、读绘本、聊聊天，孩子就能得到满足，安心去睡觉。

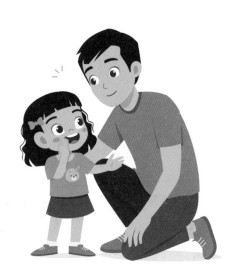

引导孩子培养自控力

孩子虽然小，但是也有控制自己行为的愿望。父母引导得当，有利于孩子培养自控力。

具体到孩子拖延入睡这件事情上来，父母可以做到以下三点。

● 提前提醒孩子接下来要做的事情，如"还有5分钟就要睡觉了""再读一本书就要睡觉了"。

● 多给孩子一些选择权。两岁前后正是孩子进入秩序敏感期的时候，对于孩子的事情，父母要多给孩子一些选择权，如让孩子决定读哪本绘本，能有效减少孩子的叛逆心理。

● 如果孩子遵守约定，父母要及时给孩子鼓励和肯定。

午睡困难

孩子中午的睡眠质量与晚上的睡眠质量有很大关系，而且能够相互影响。因此，父母要安排好孩子的午睡时间。

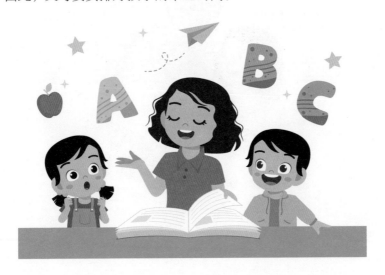

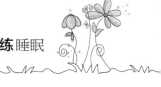

不过，很多的2～3岁孩子不愿意睡午觉，即使被哄睡一个小时也不肯入睡。是不是这些孩子已经不需要午睡了呢？这要看孩子下午的状态是否正常。如果不午睡，孩子下午的状态是正常的，父母把孩子的夜间入睡时间提前一些也是可行的。不午睡，孩子在下午表现出疲劳、呵欠连天、情绪不佳的状态，就说明孩子还是需要午睡的。

午睡困难的原因

孩子能暂时扛住不午睡

孩子小时候扛不住睡意，超过两岁就能在不适合睡午觉的环境中扛住不睡。当然，扛也只能扛一时。例如，父母带孩子去公园玩，到了午睡时间，就算让孩子躺在垫子上午睡，他们也很难睡着，因为他们的注意力被周围的事物吸引着，但他们在回家的车里是肯定会秒睡的。

孩子正处于叛逆期

不管父母说什么，这个时候的孩子都喜欢跟父母对着来。父母让他们吃饭，他们说"不"；父母让他们睡觉，他们说"不"。有时候并不是孩子真的不想睡，只是到了一定的时期，他们想用反抗行为来得到自己的独立选择权。

孩子的运动量不足

运动量不足的话，孩子也很难顺利睡午觉。孩子在家里多走几步或者到户外溜达一圈并不算运动量合适，合适的运动量是指孩子要跑要跳，要感到劳累。

午睡困难的对策

● 父母要加大孩子的运动量。

● 父母要安排适合午睡的、安静且没有其他干扰因素的环境。

● 父母不要给孩子说"不"的机会，而要让他们自己选择，如选择在哪里睡，选择抱着哪个玩具睡。

● 如果孩子暂时睡不着，父母可以让孩子闭上眼睛不说话，找一个自己感觉最舒服的姿势。

拒绝某个时间的小睡

一件特殊的事情，如聚会、出游等，会打乱孩子平时的作息规律，导致孩子拒绝某个时间的小睡，让父母精疲力竭。

要知道，虽然这件对于孩子来说很新鲜的事情已经结束，但是孩子还处于特别兴奋的状态，甚至还会期待其他有趣的事情。这就极易导致孩子作息不规律。

解决孩子拒绝某个时间的小睡问题的关键是父母要判断出他们什么时候已经累了，但是又没有累过头。父母可以在孩子起床后的3~4小时仔细观察孩子，选择一个合适的时间段哄睡孩子，告诉孩子该睡觉了，然后拥抱孩子，拍拍孩子，孩子就会渐渐明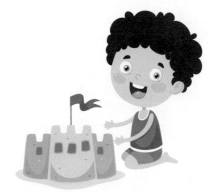白父母的意思。当孩子习惯在特定的地方接受熟悉的抚慰时，孩子就会把这个地方与自己感到疲惫、想睡觉联系起来。

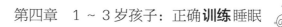

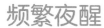

频繁夜醒

这个阶段的部分孩子会在夜间睡眠中频繁地醒来哭闹，尤其是在下半夜，需要父母抱起来安慰。

频繁夜醒的类型

第一种频繁夜醒是指孩子在前半夜醒得比较多，平均一个小时就要醒一次，但在后半夜醒得少。

第二种频繁夜醒是指孩子在后半夜醒得比较多，平均一个小时就要醒一次，但在前半夜能睡长觉。

第三种频繁夜醒又被称为超频繁夜醒，是指孩子在整个夜晚都醒得比较多，不分前夜、后夜。

频繁夜醒的原因

第一种频繁夜醒的原因可能有消化不良、胀气、过饱、睡前情绪波动较大、过度疲劳、白天受到惊吓、下午觉过长、鼻子不通、睡姿不舒服等。

第二种频繁夜醒的原因可能有奶睡、习惯性夜醒、肠道异常活跃等。

第三种频繁夜醒的原因包含在前两种夜醒的原因中。

频繁夜醒在最开始的时候多半只是由以上某一种或某几种原因导致的偶然现象，如果得不到及时的调整，就有可能变成一种不良习惯。

频繁夜醒的对策

这个阶段的孩子每天夜间醒来1～2次是正常的，但如果是频繁夜醒，父母就需要根据表4-1所示的信息找出原因并积极改善。

表 4-1　1～3 岁孩子频繁夜醒的对策

时间段	对策	具体要求
白天	增加运动量	父母给孩子创造一个安全的环境，多让孩子练习爬、站、走，多带孩子出门
	做抚触按摩	父母给孩子做抚触按摩时的环境温度要适宜，要让孩子感觉舒适、放松
	适量小睡	孩子白天的小睡不管是时间还是次数都要适量，太多或者太少都会影响孩子夜间的睡眠质量
	父母陪玩	父母的有效陪伴（高质量地、专心地陪孩子玩）可以让孩子的安全感更充足
孩子夜间入睡后	父母陪睡	有的孩子自己睡小床时就睡得不踏实，有父母（尤其是妈妈）躺在旁边陪睡时就睡得踏实一些。对此，父母可以将孩子抱到大床上睡，这样既可以使自己得到更多的休息，也可以在孩子夜醒的时候更有耐心地观察和处理问题
孩子夜间醒来时	抱喂代替躺喂	孩子夜醒吃奶时，如果是躺着吃奶，就容易在迷迷糊糊中睡着，因为根本没吃饱，过一会儿又会饿醒。对此，父母要坐起来抱着孩子喂奶，让孩子吃饱后再接着睡，这样可以减少孩子的夜醒次数

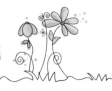

续表

时间段	对策	具体要求
孩子夜间醒来时	瓶喂	有时候直接喂母乳可能让父母无法直观地感受孩子到底吃了多少，妈妈可以把母乳挤出来，晚上再用奶瓶喂给孩子，这样既可以直观地看到孩子的奶量，不会盲目喂奶，又能减轻妈妈的负担
	减少夜奶次数	这个阶段孩子的夜奶次数在1~2次是正常的，如果夜奶频繁，父母就需要给孩子减少夜奶次数。只要在白天摄入了足够的营养，孩子在晚上就不需要吃奶
	少干预	有时候孩子夜醒后只是扭来扭去、小声哼唧，并没有醒。如果这时父母直接把孩子抱起来，很可能会使本来没有醒来的孩子醒来
	不要开灯或陪玩	有的孩子会在半夜某段时间醒来玩，这时父母不能开灯，更不能起来陪玩，最好是装睡，让孩子自己玩一会儿后继续睡觉
	及时哄睡大哭着醒来的孩子	如果孩子在睡觉的时候忽然大哭，父母就需要及时安抚孩子，并且排查原因。父母要打开小夜灯并用温柔的声音叫醒孩子，及时哄睡停止哭闹后的孩子，尽快确定孩子忽然大哭的原因

1～3岁孩子的作息引导

根据孩子白天小睡的情况，这个阶段孩子的作息安排可以分为三个阶段。

13 ～ 15 月龄孩子的作息引导

13～15月龄孩子白天的小睡呈现出从两觉向一觉过渡的趋势。如果孩子白天的小睡已经并为一觉，那么父母在安排孩子作息的时候要注意将下午觉和夜间睡眠的开始时间都适当提前一些，以免孩子因疲劳过度而不容易睡着。

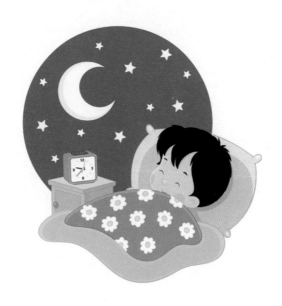

13 ～ 15 月龄白天睡两觉孩子的作息安排

如表4-2所示的作息安排适合此阶段睡眠规律的孩子。

表 4-2 13 ～ 15 月龄白天睡两觉孩子的作息安排

时间	活动安排
6：31—7：00	起床，喝奶
7：01—8：00	玩
8：01—8：30	吃早餐
8：31—10：00	玩
10：01—10：40	睡早觉
10：41—11：30	玩
11：31—12：00	吃午餐
12：01—13：30	玩
13：31—14：00	喝奶
14：01—16：00	睡午觉
16：01—17：30	玩
17：31—18：00	吃晚餐
18：01—19：30	玩
19：31—20：00	喝奶
20：01—次日 6：30	夜间睡眠

13 ~ 15 月龄白天睡一觉孩子的作息安排

如表4-3所示的作息安排适合此阶段不再睡早觉的孩子。

表4-3　13 ~ 15 月龄白天睡一觉孩子的作息安排

时间	活动安排
6:31—7:00	起床，喝奶
7:01—8:00	玩
8:01—8:30	吃早餐
8:31—11:00	玩
11:01—11:30	吃午餐
11:31—14:00	睡午觉
14:01—14:30	喝奶
14:31—16:30	玩
16:31—17:00	吃晚餐
17:01—18:00	玩
18:01—18:30	喝奶
18:31—次日 6:30	夜间睡眠

16～24月龄孩子的作息引导

如表4-4所示，多数孩子在这一阶段实现了从白天两次小睡向白天一次小睡的过渡，不过这次小睡的时长会在两个小时左右。

表4-4　16～24月龄孩子的作息安排

时间	活动安排
7：01—7：30	起床，喝奶
7：31—8：00	玩
8：01—8：30	吃早餐
8：31—11：00	玩
11：01—11：30	吃午餐
11：31—14：00	睡午觉
14：01—14：30	喝奶
14：31—17：00	玩
17：01—17：30	吃晚餐
17：31—19：00	玩
19：01—19：30	喝奶
19：31—次日7：00	夜间睡眠

25 ~ 36 月龄孩子的作息引导

25 ~ 36 月龄白天睡一觉孩子的作息安排

如表4-5所示的作息安排适合此阶段作息规律的孩子。

表4-5 25 ~ 36 月龄白天睡一觉孩子的作息安排

时间	活动安排
7：01—7：30	起床，喝奶
7：31—8：00	玩
8：01—8：30	吃早餐
8：31—11：00	玩
11：01—11：30	吃午餐
11：31—14：00	睡午觉
14：01—14：30	喝奶
14：31—17：00	玩
17：01—17：30	吃晚餐
17：31—19：00	玩
19：01—19：30	喝奶
19：31—次日 7：00	夜间睡眠

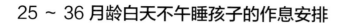

25～36 月龄白天不午睡孩子的作息安排

这个阶段的部分孩子会出现午睡困难的情况。如果孩子不午睡，父母可以按照表4-6所示的信息在晚上早点安排孩子睡觉。

表4-6　25～36 月龄白天不午睡孩子的作息安排

时间	活动安排
7：31—8：00	起床，喝奶
8：01—8：30	玩
8：31—9：00	吃早餐
9：01—12：00	玩
12：01—12：30	吃午餐
12：31—14：30	玩
14：31—15：00	喝奶
15：01—17：00	玩
17：01—17：30	吃晚餐
17：31—18：30	玩
18：31—19：00	喝奶
19：01—次日 7：30	夜间睡眠

1~3岁孩子的睡眠指南

爱蹬被子、喜欢赖床，这个阶段的孩子可真是又可爱又调皮。

解决孩子爱蹬被子的问题

很多孩子在夜间喜欢蹬被子，这让很多父母发愁。为了不让孩子因蹬被子而着凉，父母在晚上睡觉的时候会多次起身"查岗"，这虽然可以保证孩子不会受凉，却严重影响了父母自身的睡眠和身体健康。即使父母这样百般关注，也难免会有疏忽的时候，孩子依然会因蹬被子而不时地出现感冒或腹痛、腹泻。

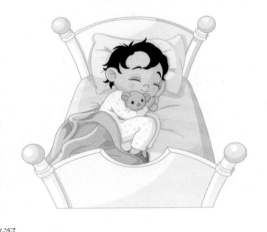

想解决孩子蹬被子的问题，首先要找出孩子蹬被子的原因，并采取相应的改进措施。不找原因而一味地半夜起来"查岗"是远远不够的。只有了解孩子蹬被子的原因，才能采取彻底解决问题的对策。

孩子蹬被子的原因

被子太厚

很多父母觉得孩子太小，免疫力弱，总担心孩子着凉，所以给孩子盖的被子比较厚。实际上，只有0~3月龄的孩子因为大脑内的体温调节中枢不健全，在环境温度低（如冬天）时才需要保暖，此阶段的孩子正处于生长发育的旺盛期，新陈代谢比较旺盛，比成人更怕热，而且他们的神经调节功能不成熟，很容易出汗。所以，孩子的被子总体上应比成人的被子薄一些。

孩子感觉被子太厚，不舒服时，肯定要蹬掉被子。另外，被子过厚、过沉还会影响孩子的呼吸，孩子为了呼吸通畅也会使劲把被子蹬掉。因此，给孩子盖得太厚反而容易让孩子蹬被子受凉。如果能少盖一些，孩子蹬被子的现象也就自然消失了。

睡觉时感觉不舒服

睡梦中的孩子感觉不舒服时也会蹬被子。让孩子感觉不舒服的具体原因包括但不限于穿过多衣服睡觉、睡眠环境中有光线刺激、睡眠环境太嘈杂、睡前吃得过饱、睡前太疲劳等。神经调节功能本就不稳定的孩子在感觉不舒服时，就会频繁地转动身体，将被子蹬掉。

感觉统合失调

正常人的大脑对所接受的感觉信息，包括视觉、听觉、嗅觉、触觉、味觉等，都会进行汇总、分析并做出恰当的反应，这个过程就是感觉统合。感觉统合失调是指大脑不能有效地整合感觉信息，身体功能出现不协调，表现为对刺激不敏感或过分敏感。

有的孩子爱蹬被子是因为他们存在感觉统合失调的问题，大脑对睡眠和被子的感觉不准。当然，不是说爱蹬被子就等于存在感觉统合失调的问题，存在感觉统合失调问题的孩子除了爱蹬被子，还会同时有其他方面的表现，如多动、脾气坏、适应性差、生活无规律等。

孩子蹬被子的对策

选择轻柔、宽松的被褥

父母可以在卧室里放置一个电子温度
计，根据显示温度的变化给孩子增减被褥。

一般来说，睡眠时的卧室温度应低于客
厅温度，理想的卧室温度为20～25℃，身体
周围温度应不高于28℃。父母同时要保证
卧室的相对湿度在50%～60%。在具体操
作的时候，虽然很难把卧室温度调整得恰
到好处，但至少要保证冬天的卧室温度不
低于16℃，夏天的卧室温度不高于27℃。

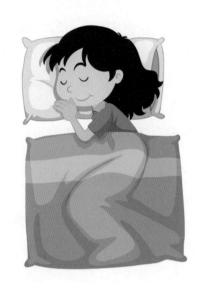

父母可以根据以下信息来调整不同温度
下孩子睡眠时的穿着和被褥：

- 16～20℃：保暖上衣，单层纯棉裤子，普通厚度的棉睡袋；
- 21℃：保暖上衣，普通厚度的棉睡袋；
- 22℃：纯棉长袖连体衣，摇粒绒睡袋；
- 23℃：纯棉长袖连体衣，4～6层纱布睡袋；
- 24℃：纯棉长袖连体衣，单层棉布睡袋；
- 25℃：纯棉长袖连体衣；
- 26℃：短袖，长裤；
- 27℃：短袖，纸尿裤。

很多父母看到孩子小小的身体时，会情不自禁地给孩子多盖一些，怕孩子
着凉，所以要解决孩子蹬被子的问题，父母首先要意识到自己的错误感觉。

父母可以做一个实验，看看到底怎样盖被子会让孩子睡觉最安稳。父母
在第一天可以先按自己的想法给孩子盖被子，也可以同时将孩子的四周盖严

实；在第二天给孩子盖少一些，并将孩子的四周弄得宽松一些；在第三天再给孩子少盖一些，也可以同时让孩子的脚露出来。父母在这三天里要认真观察孩子熟睡时的反应，以确定让孩子安稳睡觉的穿衣量和被褥量。

改善孩子的睡眠环境

父母应尽量给孩子布置一个舒适的睡眠环境：

● 别让孩子睡觉时穿太多衣服，穿一层贴身、棉质、宽松的衣服即可；

● 避免睡眠环境中的光线刺激；

● 营造安静的睡眠环境；

● 别让孩子睡前吃得过饱，尤其别吃含糖量高的食物。

引导孩子增加心智运动训练

父母如果怀疑孩子蹬被子是由于感觉统合失调，就要以有效的心智运动来改善孩子大脑对睡觉体位和被褥的感觉信息反应，使其发出正确的睡眠指挥信号。

心智运动训练的具体方法以下：

● 父母引导孩子趴地推球15~20分钟，然后挺胸变换走步（可以使用专门的脚步训练器）；

● 父母在地板上画出红、蓝两条线段（两线距离10厘米），引导孩子沿着两条线段走15~20分钟（可选择两脚交替走、单脚跳行、双脚直向跳行、双脚横向跳行和双脚前后跳行等多种方式）。

只要坚持引导孩子进行以上训练，就会有意想不到的收获——孩子不仅不蹬被子了，而且不会再有多动、脾气坏、适应性差和生活无规律等现象。

父母如果觉得孩子的感觉统合失调比较严重，就需要及时带孩子就医，接受专业的治疗。

防止孩子尿床

尿床是每个孩子都有的经历，也是孩子的特权。不过，这个特权也是有期限的，而且一些不正常的尿床也需要父母高度重视。

0～2岁孩子尿床是正常的生理现象

0～2岁孩子尿床是非常正常的现象，因为他们的神经系统、膀胱括约肌和智力还没有发育完全，也没有形成良好的排尿习惯。一般来说，3岁孩子因神经系统、膀胱括约肌和智力发育逐渐完善，就可以控制排尿了。但是，不同孩子的发育情况不同，也不能一概而论。

孩子尿床的对策

● 父母给要孩子安排合理的生活作息，保证孩子得到充足的休息，以防其因过度疲劳而在夜间熟睡后尿床。夜间睡得太熟的孩子若能午休两个小时左右，便可有效避免夜间尿床。

● 晚餐不要太稀，少让孩子喝汤水，以减少尿量。晚餐也不要太咸，以免孩子睡前大量喝水，使夜尿增多。

● 父母在白天有意识地训练孩子控制排尿的能力。父母可以根据孩子的实际情况酌情教孩子排尿，要知道2～3岁是培养孩子夜间不尿床的好时机。

● 父母不要给孩子心理压力。在良好的排尿习惯没有养成之前，孩子尿湿裤子属于正常现象，父母不要责备孩子。即使孩子养成了良好的排尿习惯，学会了自主排尿，也会因为贪玩而尿湿裤子。对此，父母也不要责备孩子。当孩子主动表达他要尿尿时，父母要及时表扬孩子。

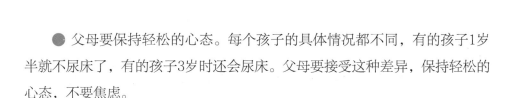

● 父母要保持轻松的心态。每个孩子的具体情况都不同，有的孩子1岁半就不尿床了，有的孩子3岁时还会尿床。父母要接受这种差异，保持轻松的心态，不要焦虑。

改善孩子赖床

每个人都存在不同程度的赖床，特别是在寒冷的冬天，谁都不想离开温暖的被窝。当然，孩子赖床除了怕冷，还有很多原因。

孩子赖床的原因

效仿父母赖床

有的父母在孩子要睡觉的时候急着催孩子上床睡觉，自己却还盯着电视或者手机。父母的这种做法会让孩子有"孤单"或者"不公平"的感觉，产生"为什么只有我要去睡觉"的疑问，对父母的活动充满好奇，自然就降低了睡觉的意愿。到了孩子的睡觉时间，父母应当放下自己手上的事情，帮助孩子酝酿睡前情绪。如果不能放下自己手上的事情，父母也要和孩子说明情况，打消孩子的好奇心，让其安心入睡。

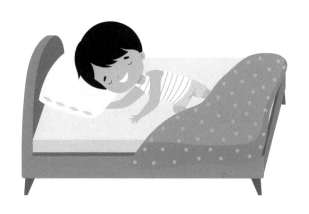

睡眠不足

孩子如果在前一天晚上睡得太晚，睡眠时间不足，第二天早上就会赖床，不想起。

午睡时间过长

孩子的午睡时间如果太长，如从中午一直睡到了傍晚，就会让孩子在晚上精力旺盛，睡不着，进而出现晚睡、睡不饱的情况。

噩梦干扰

做噩梦也会影响睡眠。如果孩子经常做噩梦，父母就要查找原因，看孩子是因为心理压力、身体不适，还是其他环境因素才经常做噩梦。

改善孩子赖床的妙招

控制午间小睡时长

孩子的午觉时间不宜太长，也不宜太晚，否则就很容易在晚上因精力旺盛而睡不着，导致在第二天早上起不来。

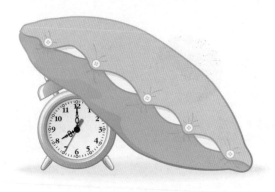

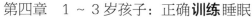
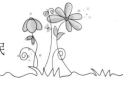

终结孩子的噩梦

孩子做噩梦的常见原因有"怕黑"和"怕怪物"。"怕黑"出自人类对未知的恐惧，如果孩子因怕黑而不敢睡觉，甚至还因此做噩梦，父母就可以在睡觉熄灯时和孩子玩手影游戏，通过千变万化的影子缓解孩子怕黑的心理。

孩子"怕怪物"的心理多半源于平时的想象。父母在平时不要强调怪物的可怕，孩子自然就不会产生对怪物的恐惧感。

安抚孩子的情绪

孩子有时会因为情绪上的不稳定而影响睡眠。孩子年纪小，还不能完全表达出自己的情绪，父母需要多留意孩子的日常表现。父母如果发现孩子的情绪不太好或者行为有异常，就要和孩子好好聊聊，找出问题的症结。

为孩子提供安抚物

一些安全感偏低的孩子要有安抚物（如小玩偶、小被子）的陪伴才能入睡。对此，父母要为孩子提供安抚物，并时刻保持安抚物的清洁（尤其是过敏体质的孩子）。

此外，父母还可以让孩子挑选一套自己喜欢的卡通床上用品，让孩子觉得有很多好朋友陪着自己一起睡觉。

将卧室进行分区布置

在卧室的布置上，父母应当将游戏区域和睡眠区域隔离开，不要在孩子的床上及床边放置过多的玩具，否则很容易激发孩子想玩的欲望而不想睡觉。

解决孩子睁着眼睛睡觉的问题

充足的睡眠可以促进孩子的生长发育，但有的孩子睡着后还会睁着眼睛，这让父母很担心孩子的睡眠质量。

实际上，婴儿睁着眼睛睡觉是正常的，即使看起来有些怪。不过，多数孩子在12~18月龄时就不会这样了。

目前还没有确切的研究数据能解释为什么有些孩子会睁眼睡觉。

如果孩子持续几个小时都睁着眼睛睡觉，或者在18月龄以后还经常睁着眼睛睡觉，父母就要带孩子去看医生。在极少数情况下，孩子眼睛不能正常闭合是眼皮畸形造成的。

如果孩子除了有睁着眼睛睡觉的现象，还经常出现无缘无故地流眼泪、哭闹甚至结膜充血和角膜溃疡等情况，父母一定要及时带孩子就医，请专业的医生进行诊治，并积极配合治疗。

适合给孩子听的催眠曲

适合孩子听的催眠曲主要有三种：莫扎特摇篮曲、α 脑波音乐和肖邦钢琴协奏曲。

莫扎特摇篮曲

很多父母都会将莫扎特的音乐作为胎教音乐。孩子出生后如果能继续听着之前听过的音乐入睡，就会产生满满的安全感，这有助于促进孩子的睡眠。

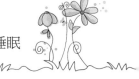

α 脑波音乐

α 脑波音乐是一种灵感音乐，其作用原理是通过8～14赫兹的音乐波动使大脑产生共振，将大脑脑波调整成右脑工作的 α 脑波，进而使大脑清醒且放松，注意力集中，情绪稳定且愉快，不易受外界干扰。α 脑波可以使孩子不哭闹、睡得香、懂事早。

肖邦钢琴协奏曲

肖邦钢琴协奏曲的曲调安静舒缓，能够给孩子一种宁静的感觉，放松大脑，有利于孩子顺利入睡和提高孩子的睡眠质量。另外，父母还可以伴着轻轻的音乐给孩子讲故事，帮助孩子尽早入睡。

父母要根据孩子的反应挑选恰当的音乐，一般以曲调轻柔、舒缓的音乐为宜。

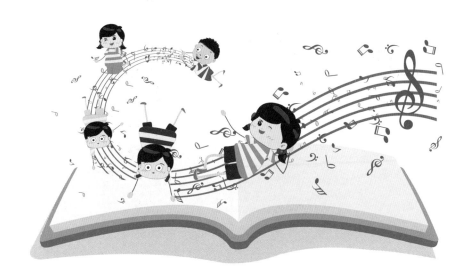

适合在卧室玩的游戏

卧室除了用来睡觉，还可以成为一方快乐的游戏天地。父母在周末完全可以陪孩子腻在卧室里一起钻被子、扔枕头。

扮演玩偶

父母可以借助孩子喜欢的玩偶来与孩子交流。用游戏的方式跟孩子交流，会有意想不到的效果。例如，到了入睡时间，孩子磨蹭着不肯睡觉，父母就可以拿着孩子喜欢的玩偶，用玩偶的口吻对孩子说："你乖乖睡觉才能长高高，跟爸爸一样强壮，那样的话，我会为你骄傲的。"孩子觉得很有趣，就会去睡觉。

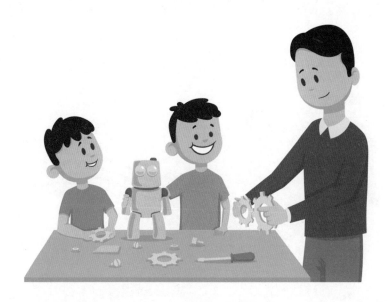

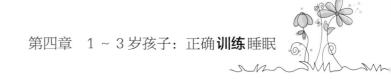

蚂蚁搬豆

孩子即使已经过了爬行期，也会很喜欢爬行的游戏。父母可以和孩子一起做蚂蚁搬豆的游戏。

● 游戏开始，父母扮演"大蚂蚁"，孩子扮演"小蚂蚁"。

● 父母先背着孩子爬过障碍物，到达终点。

● 爬回原点时，父母用双手和双脚各夹一个玩具；孩子必须将一个玩具放在身体上（如夹在颈部或放在背上），不能掉下。

为了活跃气氛，等孩子熟练后，父母可以和孩子进行一场爬行比赛。

毛毛虫钻洞

毛毛虫钻洞的游戏有助于提高孩子手脚协调的能力，适合2～4岁的孩子。

● 准备一条大的空调被。

● 父母分别站在被子的两头，各自捏住被子的两角，将被子变成一个"虫洞"。

● 孩子来当可爱的"毛毛虫"，在"虫洞"中钻进钻出，父母可以边唱儿歌边为孩子加油："一条毛毛虫，钻进被窝里，爬呀爬，爬呀爬，爬进小洞口。"

父母也可以这里拍拍、那里敲敲，让"毛毛虫"爬得更有劲。

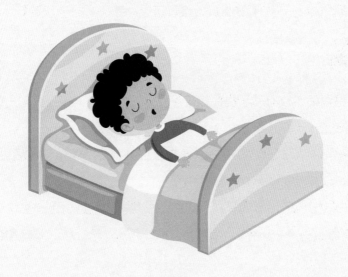

第五章

4～6岁孩子：
尝试**独立**睡觉

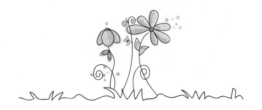

　　4～6岁的孩子已经可以进入幼儿园过集体生活。这个阶段的孩子的行动能力变得越来越好，自主睡眠能力也越来越强。虽然哄睡、奶睡、抱睡这些问题已经一去不返，但又有新的问题来考验父母的耐心了。

4～6岁孩子的睡眠变化

4～6岁的孩子多半已经能够自己接觉，而且能够记得自己做过的梦，还会用生动的语言将其描述出来。另外，在某些睡觉问题上，他们仍然会有反复，有时候还会抗拒上床睡觉。

这个阶段的孩子的户外活动更加丰富，因此到了晚上会睡得比较安静。父母要根据孩子的睡眠变化做出相应的调整。

一半以上的孩子不需要下午觉了

随着年龄的增长，孩子的午睡时间会逐渐缩短，甚至消失。

有的父母想把孩子的下午觉取消，但又担心会影响孩子的健康。其实这个问题不能一概而论，关键还要看孩子的睡眠需要和晚上的睡眠时长。如果孩子因睡下午觉而出现晚上难以入睡的情况，父母就要考虑取消孩子的下午觉，让孩子在晚上睡得早一些。

保持固定时间小睡习惯的孩子如果因为某些原因而错过小睡，父母就要让孩子早上床来弥补错过的小睡时间。如果孩子在傍晚的时候感觉很疲劳，让他打个盹也是个不错的选择，但父母要及时把他喊醒。千万不要让孩子在傍晚的时候开始放肆大睡，否则会直接导致孩子晚上难以入睡。

因入园焦虑引发的睡眠异常

孩子从家庭走进幼儿园，他们依恋的父母、熟悉的家庭环境和以自我为中心的生活习惯被陌生的老师、陌生的小朋友和陌生的集体生活所取代。这种巨大的变化会使他们感到焦急、不安，进而出现不爱吃饭、不爱睡觉等问题。

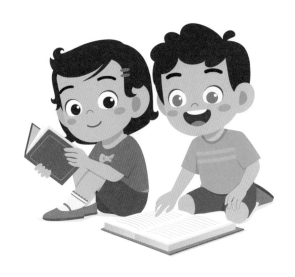

4~6岁孩子的睡眠高发问题及解决方案

这个阶段的孩子的睡眠易受到入园、搬家、旅行、节假日等因素的影响。对此，父母要及时采取措施帮助孩子恢复往日睡眠状态。

因入园引起的睡眠问题

孩子进入幼儿园开始过集体生活前，家长就应主动配合幼儿园改变孩子家庭生活的随意性，制定与幼儿园相仿的作息制度，培养孩子良好的生活卫生习惯，提高孩子的人际交往技能等，提前缩小家园生活的差异。此外，父母还可以通过一些有趣的游戏来帮助孩子尽快适应幼儿园的环境和生活，解决其睡眠问题。

"我是老师"的游戏

该游戏的目标是激发孩子对幼儿园的喜爱，减轻其对新环境的陌生感。其具体做法：孩子扮演"老师"，家长扮演"小朋友"；"老师"带"小朋友"玩耍，如发给"小朋友"一个有趣的玩具，送"小朋友"到喜欢的活动区玩耍；"老师"给"小朋友"上课，带"小朋友"唱歌、跳舞。

"我会睡觉"的游戏

该游戏的目标是使孩子感到在幼儿园里睡午觉很有趣。其具体做法：

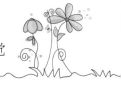

孩子扮演"老师"，家长和毛绒玩具当"小朋友"们；"老师"告诉"小朋友"们到睡午觉的时间了，"小朋友"们躺下，假装睡着；"老师"轻轻地喊"小朋友"们起床。

因搬家引起的睡眠问题

搬家不仅让成人心力交瘁，也会对孩子的睡眠造成一定的影响。因此，在准备搬家或刚搬完家的时候，父母要尽可能地保持孩子睡眠习惯的规律性和延续性。

对新环境的不适应、对新事物的好奇都可能会引起孩子的睡眠问题，如晚上难以入睡、夜间醒来、白天拒绝小睡等。对此，父母一定要温和而坚定地抚慰孩子，在晚上增加一些安抚时间，帮助孩子消除焦虑和紧张。

以下方法能帮助孩子更好地适应新家：

● 父母要让孩子自主选择将自己的哪些东西搬进新家，哪些东西舍弃；

● 父母要尽可能地使用孩子平常睡前程序中他们所熟悉的因素，如习惯的语言提示、歌曲、故事等；

● 父母要多给孩子适应新家的时间。

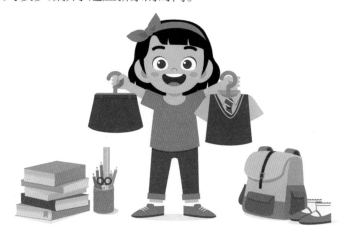

因旅行引起的睡眠问题

节假日父母会带孩子外出旅行，需要注意的是，旅行可能会给孩子的睡眠造成一定的影响。孩子如果在白天坐车或坐飞机时一直断断续续地睡觉，就会影响晚上的睡眠。

父母可以参考以下两种方案来帮助孩子解决因旅行引起的睡眠问题：

● 父母尽量把旅行的出发时间选在晚上，最大限度地保持孩子平日的睡眠习惯；

● 如果旅行的出发时间是在白天，且旅程较长，父母就可以稍微推迟孩子晚上上床睡觉的时间，在孩子感到疲倦时再安抚孩子睡觉。

如果孩子平时在睡觉的时候有自己的安抚物，如小毯子、小被子、毛绒玩具等，父母就可以给孩子带上这些安抚物，以便最大限度地降低孩子的焦虑。有的孩子需要父母陪着入睡，有的孩子对陌生的环境会更加兴奋：他们都需要父母的耐心安抚。

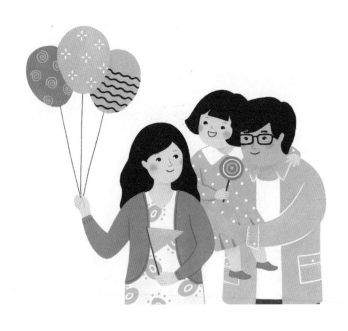

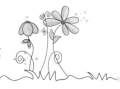

因时差引起的睡眠问题

倒时差是 件很累人的事情，也非常容易引起睡眠问题。以下建议可以缓解孩子倒时差时的不适。

● 父母和孩子在出发的前几天就开始循序渐进地调整作息时间，让自己提前适应目的地的作息时间。

● 父母在出发之前带上孩子熟悉的玩具、安抚物，以及孩子平时喜欢的零食。

● 在飞机起降时，父母给孩子喝些水，可以缓解不适。

● 飞机落地后，父母要多带孩子晒太阳，帮助孩子校准生物钟，尽量按照当地的时间来安排作息，避免白天睡眠时间过长。如果孩子醒得太早，父母可以适当推迟其夜间入睡的时间；如果孩子迟迟不醒，父母可以早点叫醒孩子。

因节假日引起的睡眠问题

节假日，尤其是人比较多、活动也比较多的春节长假，往往会打乱孩子的规律作息。很多孩子会出现节后睡眠失调综合征——睡不好，吃不好，精神受影响，脾气也变大了。更令父母头疼的是，辛辛苦苦建立起来的睡眠模式就这么被打破了。

节后睡眠紊乱的原因

陌生人焦虑

节假日期间，孩子会接触很多陌生人。如果陌生人的人数或热情程度超出孩子的承受范围，就很容易让孩子产生心理压力，进而影响睡眠，出现如难以入睡、容易做梦、睡到半夜会哭等情况。

作息紊乱

节假日里的作息与平时的作息不同，成人和孩子的作息习惯都可能会被打乱。另外，节假日模式下的噪声、光线等因素都会不同程度地影响孩子的睡眠。

调节孩子节后睡眠紊乱的妙招

创造有利于孩子睡眠的环境

父母在孩子准备睡觉的时候，尽量创造安静的环境。安静的环境可以使孩子有更多的安全感，这需要家庭成员的共同配合。如果是出门走亲戚，父母可以带上背带、推车等帮助孩子入睡。

及时安抚孩子

春节期间会有很多人放鞭炮，突然响起的鞭炮声会让孩子感到害怕。父母可以提前给孩子介绍鞭炮，并带孩子远远地观看烟花，减少孩子的恐惧情绪。孩子睡觉时，父母最好陪在孩子身边，以及时安抚被鞭炮声吵醒的孩子。

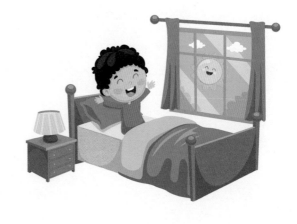

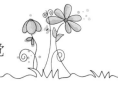

将孩子的性格特点提前告知亲朋好友

如果孩子比较怕生，父母可以提前跟亲朋好友打招呼，告诉他们孩子的性格特点；同时鼓励孩子和亲朋好友接触，慢慢改变孩子的胆怯心理。

保持良好的心态

节后睡眠紊乱是可逆的，父母不必过分担忧。只有父母放松心情，孩子才能有舒缓的情绪。

总之，父母只要适当安慰、鼓励、调整孩子的饮食和作息时间，就可以解决孩子节后睡眠紊乱这个问题。父母要尽量在孩子睡觉前和孩子说些温柔的话，争取帮孩子快速恢复到节前的睡眠状态。

梦游

梦游，即医学上称的"睡行症"，是睡眠和觉醒现象同时存在的意识改变状态。睡行症发作时，人通常会在夜间睡眠的三分之一段起床走动，呈现出低水平的注意力、反应性及运动技能。

孩子梦游的原因

心理因素

日常生活作息紊乱、环境压力、焦虑不安及恐惧情绪、家庭关系不和等，都会导致孩子梦游。

睡眠过深

由于睡行症常常发生在入睡后的2～3小时，所以各种使睡眠加深的因素，如白天过度疲劳、连续睡眠不足等，都会诱发睡行症。

遗传因素

研究表明，睡行症有家族聚集的特点。如果父母一方有睡行症，孩子患有睡行症的风险会增加45%；如果父母均有睡行症，孩子患有睡行症的风险会增加60%。

发育因素

睡行症可发生在任何年龄段，首次发作多在4～8岁，且随着年龄的增长会逐渐消失。因此，睡行症可能与大脑皮质的发育延迟有关。

孩子梦游的对策

为孩子创造温暖、安全的生活环境

温暖、安全的生活环境可以有效避免不良心理刺激。父母可以多和孩子聊聊幼儿园的事情，及时发现、缓解孩子的压力。父母不要在孩子面前发泄对生活、工作的不满。

不要唤醒睡行症发作的孩子

一些专家认为，父母可以小心地将睡行症发作中的孩子引导回床上，但不要唤醒他们。如果孩子只是坐了起来，父母可以把孩子轻轻地放倒，让其继续睡觉。如果孩子下床后到处走动，父母要将孩子慢慢地、安全地带回房间睡觉。

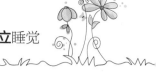

帮助孩子养成良好的睡眠习惯

首先，父母要合理安排作息时间，帮助孩子养成良好的睡眠习惯，避免过度疲劳，将其睡眠节律调整到最佳状态；其次，父母要营造良好的睡眠环境，关好门窗，收藏好危险物品，以免孩子在睡行症发作时发生危险；最后，父母不要在孩子面前谈论孩子发作睡行症时的经过，以免增加孩子的紧张、焦虑及恐惧情绪。

睡觉夹腿

这里讲的"睡觉夹腿"是指"夹腿综合征"。夹腿综合征是通过夹紧自己的双腿或使自己的双腿互相摩擦来获得快感或兴奋感的行为方式。

夹腿综合征多发于1～3岁的孩子身上。夹腿综合征不带有性幻想，与青少年手淫不同。

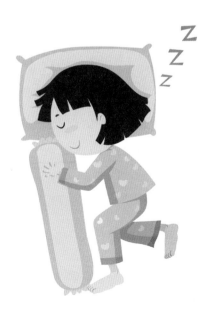

孩子睡觉夹腿的原因

孩子处于探索自己身体的阶段时，碰巧摸到自己的会阴部敏感区域而感到舒服、愉快后，就会有意识地重复这一动作。

家庭氛围紧张、家庭成员关系不和睦、缺乏父母关爱的孩子也有可能通过"夹腿"来寻求一种刺激和心理慰藉。

此外，尿裤潮湿、裤子太紧、阴部湿疹、蛲虫、阴道滴虫等刺激、发痒，也会造成夹腿综合征。

孩子睡觉夹腿的对策

● 父母要正视孩子的这种行为，不必过于焦虑、紧张，也不要责骂孩子。

● 父母要仔细检查孩子的会阴部有无异常，若有，就要及时带孩子去医院接受治疗。

● 让孩子感到疲倦后再上床睡觉，醒后就立马起床，可以消除发生这种行为的条件。

● 父母要保证孩子的衣裤、被褥时刻处于干燥的状态，也不要给孩子穿太紧的裤子。

● 父母要让孩子保持放松、舒缓的情绪。

● 当孩子发生这种行为时，父母应当分散其注意力，以免孩子将这种行为发展成习惯性动作。

适量运动可使孩子睡得更踏实

4~6岁孩子的独立性增强，活泼好动，若是到了晚上的入睡时间还不肯上床睡觉，很有可能是孩子白天的运动量不足导致的。

教育学和心理学的研究都发现，孩子需要通过运动来释放精力。在现实生活中，并不是所有的父母都能每天为孩子提供充足的运动时间和运动条件。很多父母下班后回到家，只想安静地休息，并不想带孩子运动。孩子的精力得不到发泄，就很难入睡。

这个阶段的孩子在幼儿园都会进行一定的户外活动，父母在接孩子回家的路上可以补充一些活动，如带孩子到附近的公园和孩子玩追逐游戏、骑脚踏车、比赛拍皮球、赛跑等。不过，父母要保证场地安全，如地面没有石头等障碍物，还要保证孩子一直在自己的视线之内。

如果觉得外面的活动场地不能保证孩子的安全，父母可以和孩子在家里玩一些消耗体力的活动。例如，选择孩子喜欢的节奏欢快的歌曲，和孩子一边唱歌一边跳舞。

另外，父母应当避免孩子在睡觉前接触一些让其兴奋、影响孩子睡觉的东西，如节奏快、情节紧张的动画片。这是因为孩子的大脑还没有完全发育成熟，一旦兴奋起来，需要很长时间才能抑制下去，而孩子从产生睡意到睡着，都需要大脑进入抑制状态。

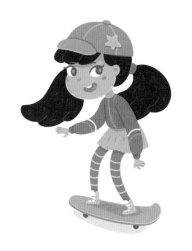
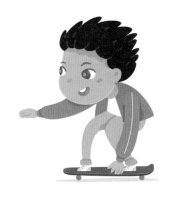

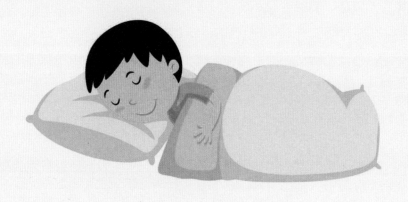

第六章
常见睡眠问题答疑

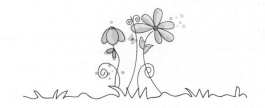

　　孩子的睡眠问题与生活中的各种因素息息相关，父母在照顾孩子的时候，难免会产生各种各样的疑惑。本章收集了一些生活中常见的关于孩子睡眠的问题，并邀请儿科医生进行答疑解惑，解除父母的担心。

孩子睡眠不好是因为缺钙吗?

孩子在睡觉的时候频繁出现肌肉抽动、把自己惊醒的情况，很可能是缺钙了。但是，缺钙可能只是孩子睡不好的原因之一，父母不能据此便武断地判断孩子缺钙了。父母还需要多加观察，找出影响孩子睡眠质量的其他因素。

有必要给孩子做微量元素检测吗?

没有必要给孩子做微量元素检测，因为做了也没有多大的意义。

更为重要的是，国家卫生健康委员会明确规定各级各类医疗卫生机构"严格规范儿童微量元素检测工作，非诊断治疗需要不得对儿童开展微量元素检测，不得将微量元素作为体检等普查项目"。

每天给孩子摄入多少钙合适?

有的父母只知道给孩子补钙，却不知道应该给不同年龄段的孩子补多少钙。

补钙剂量不足不仅不利于孩子的健康成长，还会让孩子错过补钙的最佳时期，无法为骨骼和牙齿储备更多的钙。补钙剂量过多则会使钙累积在肾脏和其他组织中，引起肾结石、白内障等疾病，还会影响其他无机盐的吸收，从而引起大便干结和食欲缺乏。为了科学合理地给孩子补钙，父母首先要了解孩子在每个阶段的钙需求量，如表6-1所示。

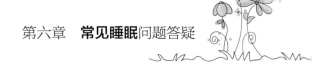

表6-1　0～6岁孩子日均钙摄入量参考表

年龄	日均钙摄入量 / 毫克
0～6月龄	200
7～12月龄	250
1～3岁	600
4～6岁	800

如何给孩子补钙?

　　纯母乳喂养的孩子在0～6月龄是不需要补钙的。母乳中的钙含量是稳态调节的,且钙磷的比例比较合适,非常利于钙的吸收。

　　7～12月龄的孩子每天对钙的需求量会增至250毫克,父母可以在孩子的饮食中适量添加补钙的食物。1岁以后的孩子每天对钙的需求量变得更多。奶及奶制品是孩子饮食中不可缺少的,父母同时也要为孩子安排虾皮、鱼类、海带、豆腐、芝麻酱等富含钙的食物。

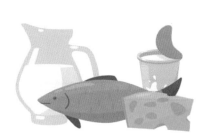

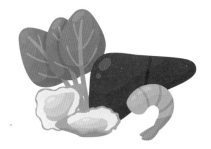

可以给孩子吃带有甜味的钙剂吗？

一般来说，孩子从均衡的饮食中摄取的营养素是能满足身体需要的。如果确有需要，父母可以给孩子吃钙剂，只是钙剂不要每天都吃，可以两三天补充一次。

另外，孩子的味蕾非常娇嫩，对味觉刺激十分敏感，所以父母不要给孩子吃带有甜味的钙补剂，否则影响孩子的味觉发育，导致孩子挑食、偏食。

怎样促进钙的吸收？

补钙并不只是"补"那么简单，还要看钙的吸收率。如果孩子的吸收能力不好，补得再多也没用。钙的吸收量=钙的摄入量×钙的吸收率。

钙的吸收率与维生素D息息相关。有研究表明，在维生素D充足的时候，钙的吸收率在40%以上。如果维生素D不足，钙的吸收率就只有10%~15%。缺乏维生素D还会导致维生素D缺乏性佝偻病，多汗、容易被激怒、夜惊等都是其症状，需要父母多加注意。

母乳和天然食物中的维生素D含量比较少。光照会促进皮肤中维生素D的合成，但鉴于养育方式的限制，光照可能不是孩子获得维生素D的最方便途径。因此，孩子在出生后就要开始补充维生素D，以促进钙的吸收。

枕秃是因为缺钙吗？

临床将常见3~6月龄孩子的枕部呈片状或圈状头发稀疏或脱落称为"枕秃"。很多人认为枕秃是缺钙导致的，实际上并不是这样。造成枕秃的原因

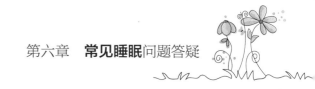

很复杂，孩子新陈代谢旺盛，毛囊发育不全，整天躺着蹭来蹭去，后脑勺与床单、枕头摩擦，容易把一圈头发摩擦掉，形成枕秃，与缺钙没什么关系。

缺铁会影响睡眠吗？

铁是人体必需的微量元素，存在于所有细胞内。体内缺铁会影响细胞及组织的氧化还原功能，造成人体多种机能的紊乱。

缺铁会造成孩子贫血、注意力下降，还会给孩子的智力发育造成消极影响，使孩子形成易激动、冷漠的性格。患有缺铁性贫血的孩子平时可多吃富含铁的食物，如动物肝脏、豆制品、禽类等。

孩子感冒后，怎么睡好觉？

孩子感冒后，往往会因为身体不适影响睡眠。感冒的孩子需要充分休息。充分休息可以帮助孩子增强免疫力，早日恢复健康。以下两点可以帮助孩子得到充分的休息。

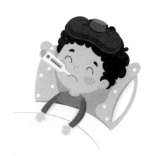

合理饮食

父母尽量给孩子选择容易消化的食物（如流质、软质的食物），并且要做到少食多餐。父母可以给孩子准备适量的果汁，以补充孩子身体所需的维生素。病情好转时，孩子就可以逐渐恢复平时的饮食。

物理降温

常见的物理降温方式主要有头部冷敷、温水擦浴等。在使用物理降温之前，父母应保证室内安静、空气流通。

头部冷敷：把浸湿的毛巾敷在孩子头部，每5～10分钟更换一次，以达到最佳的降温效果。

温水擦浴：对孩子的全身进行擦拭，可以用毛巾多次擦拭腋窝和腹股沟，以达到降温的目的。

父母要让感冒的孩子多喝水，这样有利于加速体液循环，促进排汗，降低体温。

另外，安静、舒适的环境能够保证孩子良好的睡眠质量。父母在保证室内空气流通的同时，不能让风扇或空调对着孩子吹，还要给孩子选择宽松的衣服，方便散热、排汗。

咳嗽影响孩子睡觉怎么办？

咳嗽是孩子常有的症状，多因呼吸道炎症而引起。咳嗽在晚上会加重，会直接影响孩子的睡眠质量，引起孩子哭闹。

咳嗽的表现

从表现上看，咳嗽可以分为干咳和湿咳。干咳多发生在咳嗽初期，是指没有痰的咳嗽，多为刺激性咳嗽。突然闻到一股特别强烈的刺激性气味、大哭、吸入异物等都是对上呼吸道的刺激，会引起咳嗽。湿咳是指带痰咳嗽。不管何种原因引起的咳嗽最终都会落在湿咳上。

孩子咳嗽的原因

- 上呼吸道疾病（如普通感冒、咽炎）。

- 气管、支气管疾病。

- 肺、胸膜疾病。

- 传染病（如百日咳）。

- 物理因素（如气温变化、空气不流通）。

- 化学因素。

- 过敏因素。

咳嗽护理

咳嗽不一定是坏事，父母要找到孩子咳嗽的原因，采取正确的、有针对性的措施。同时，父母应尽量在不给孩子的身体增加负担，如少吃药、少打针的情况下，调理好孩子的身体。

保持室内空气清新

呼吸道黏膜水肿充血或分泌物增加会让孩子的咳嗽加重，而浑浊的空气正是引起呼吸道黏膜出现这些不良反应的因素之一。因此，保持室内空气清新很重要。父母要做到以下三点：

- 及时排出厨房油烟；

- 避免在家吸烟；

- 定时开窗通风，最好在上午、下午各开1次窗户，每次20分钟。

及时调整室内温度

25～28℃是比较适合孩子的温度。虽然很难将室温一直保持在这个范围，但父母要保证室内温度不会过高或过低。很多父母误以为孩子比较怕冷，所以经常给孩子穿很多衣服，其实这样只会导致孩子的身体调节能力变差、抵抗力下降。

保持室内湿度适宜

空气过于干燥会引起很多问题，如鼻黏膜变干、变脆甚至出血等。孩子的呼吸系统有炎症时，空气干燥的影响就会更加明显。所以，当孩子在室内活动时，父母应保持室内湿度适宜，可在室内放一盆清水、使用加湿器等。

提供清淡饮食

咳嗽的孩子需要清淡饮食。油腻荤腥的食物会导致孩子痰液增多、体内湿气加重。辛辣食物的刺激性比较强，对孩子的健康更加不利。孩子多吃一些富含维生素和无机盐的蔬菜（如胡萝卜、青菜等），有利于增强身体的代谢功能。

保证孩子有充足的睡眠

处于睡眠状态时，孩子的肌肉会放松，对刺激的反应能力也会下降，这种状态有利于身体的康复。

孩子为什么会失眠？

孩子健康成长需要高质量的睡眠，但有的孩子却深受失眠的困扰。不要以为孩子不会失眠，很多原因都会导致孩子失眠。

孩子失眠是指孩子出现入睡障碍或睡中转醒。这两种情况或单独发生，

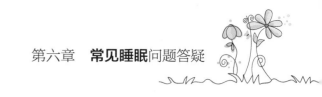

或同时存在。失眠会让孩子在白天的精神状态不佳，出现情绪不安、乏力无神和反应迟钝等情况。

孩子失眠的原因

不良的入睡方式

不良的入睡方式会让孩子养成不好的睡眠习惯，影响孩子的睡眠。奶睡、抱睡等方式可能一时方便，却不利于孩子养成良好的睡眠习惯。

睡眠恐惧

孩子到了一定的阶段，会对一些人、事物、现象（如黑暗、夜晚）产生一种莫名的恐惧心理。他们害怕的可能是没有家人陪伴的场景，可能是动画片里的反派形象，也可能是平时不肯睡觉时被吓唬的某个名词。

不佳的环境因素

如果在孩子需要睡觉时，室内存在噪声、灯光过亮、温度不合适、湿度不合适、床不舒服等情况，都会影响孩子的睡眠。

身体状态欠佳

很饿、很饱或者身体不舒服都会对孩子的睡眠状况产生影响，不利于孩子入睡。

饮食不当

孩子在睡觉之前喝茶、喝咖啡、吃巧克力，或者服用会使中枢神经系统兴奋的食物或药物，也会造成睡眠障碍。

孩子失眠怎么办？

如果孩子有失眠的情况，父母除了需要找出原因，根据原因做出改善，还需要注意下面四点。

合理安排孩子白天的活动

父母在白天要让孩子多运动，释放能量，并且将午睡时间控制在两个小时之内；在晚上不要让孩子吃得过饱，不要让孩子玩得过于兴奋，可以和孩子进行一些比较安静的活动，如读书、听轻音乐等。一个舒服的热水澡也有利于孩子在晚上睡得更加安稳、香甜。

放一些轻柔的音乐

给孩子放一些轻柔的音乐有助于平复孩子的情绪，使孩子处于安定、平和的状态。此外，讲睡前故事也有利于孩子在晚上睡得更加安稳。

耐心哄孩子入睡

如果孩子迟迟不肯入睡，父母要多一些耐心，用唱歌、讲故事的方式来吸引孩子的注意力，让孩子能留在床上。一边唱催眠曲一边轻轻地拍孩子，有助于孩子舒缓情绪，进入睡眠状态。即使孩子不肯睡也不要开灯，黑暗的环境更容易孩子入睡。

帮孩子养成良好的睡眠习惯

● 即使经过努力，孩子的睡眠状况已经有所改善，父母也需继续努力帮助孩子养成良好的睡眠习惯，让孩子睡得更加安稳。

● 父母要让孩子每天在固定的时间上床睡觉。

● 不能让孩子在睡前过于兴奋，保持心态安定、平和非常重要。

● 确保室内的温度、湿度适宜，空气流通。

孩子夏天睡不好怎么办？

夏季天气炎热，蚊虫也比较多，孩子容易出汗，常常会睡不好，需要父母更细心的呵护。如何避开这些睡眠干扰因素，让孩子每天都能睡上安稳觉呢？

保证孩子睡眠充足

炎热的天气会影响孩子的睡眠，而孩子需要充足的睡眠，所以父母在夏季的午后可以选择凉爽的地方让孩子睡个午觉。风扇或者空调在任何时候都不能直接对着孩子吹，温度也不要太低，以防孩子受凉感冒。为了防止蚊虫叮咬，不仅孩子的床上要有蚊帐，家里也要装上纱门、纱窗。另外，家里不要有积水，包括花盆里面，因为蚊子喜欢在水里产卵。父母要及时给孩子更换枕巾，并经常给孩子翻身，以免孩子长痱子。

常给孩子洗澡并及时更换衣物

孩子在夏季出汗多，皮肤汗腺容易被堵塞，常洗澡可以预防多种皮肤疾病，如湿疹、皮炎等。孩子不难受了，胃口、睡眠都会变好。洗澡的水温宜在38℃左右，父母要选择专门给孩子研发的沐浴产品。

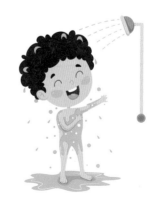

保持室内温度、湿度适宜

夏季天气炎热，父母要尽量保持室内温度适宜，不能过热或过凉。开空调的话，父母也要定时开窗通风，保持室内湿度适宜、空气新鲜。

白天小睡有哪些好处？

有研究表明，白天能够获得睡眠的孩子的认知功能会发展得更好，因为白天睡眠的充足与否与孩子能否巩固学习到的词语有相关性。

适当的小睡，还可以促进记忆、恢复活力，让孩子的注意力更集中。仔细观察那些午睡规律的孩子，父母不难发现，他们在学习新知识、探索周围世界时也是兴致盎然，表现出好奇和雀跃的样子。另外，适当的小睡，还可以缓解孩子的厌烦情绪，避免他们因为焦躁而产生过激行为。所以，为了孩子健康的成长，父母应该保证孩子在白天有充足的小睡时间。

新生儿可以使用枕头吗？

许多父母喜欢给新生儿枕一个枕头，认为这样可以让孩子睡出好头型。但是实际上，小枕头不仅可能让新生儿感到不舒服，还可能导致意外！

新生儿刚出生时，颈椎是平直的，还没有形成生理弯曲，平躺睡觉的时候，其背部和后脑勺在同一平面上，不会悬空，所以也就不需要支撑，不需要枕头；而且新生儿的头比较大，几乎与肩膀等宽，平睡或侧睡都很自然，不需要枕头。父母如果给新生儿使用枕头，就会使其颈部和背部的肌肉一直得不到放松，对新生儿的发育造成不良影响。新生儿的颈部很短，头部被垫高后容易形成头颈弯曲，影响呼吸和吞咽，从而导致意外。

什么时候枕枕头？枕多高合适？

随着骨骼系统的逐渐发育，孩子的脊柱上的4个生理性弯曲会陆续出现。3~4月龄时，孩子颈椎前凸形成脊柱的第一个弯曲即颈曲时，就需要使用枕头了。

孩子的枕头需要从一两厘米开始逐渐调高。孩子经常有溢奶或吐奶的现象，或者穿得较多，睡的床垫较软时，父母可以在孩子的头下垫一条折叠的毛巾，厚度为1厘米即可。孩子学坐时，胸椎开始向后弯曲，肩也发育增宽，这时孩子应枕3厘米高的枕头。

如何给孩子挑选一个合适的枕头？

给孩子挑选枕头时，父母不仅要注意大小、厚薄，还要注意材质、填充物等方面。

大小要合适

枕头大小的选择要适合孩子的年龄和身体。枕头高度要适度，大概在3~4厘米；长度应略大于孩子的肩宽或与肩部同宽，并随着孩子的生长发育做适当的调整。

材质要好

枕套宜用白色或浅色的纯棉布，以保证柔软、透气；枕芯以吸湿性好、透气性好、软硬适度、容易清洗的材质为佳。弹性太大的枕头不适合孩子，因为其会紧贴孩子的头部，使血液不畅。木棉枕、泡沫枕通风散热性能差，不适合夏天使用。

需要注意的是，孩子的新陈代谢较快，出汗较多，混合着污渍和头皮屑的汗水会附在枕套上，父母应经常晾晒枕芯，以免霉菌滋生。

避免使用成人枕头

成人枕头太高，会让孩子出现驼背、斜肩等畸形发育。此外，孩子头部抬得过高，颈部过度屈曲，会使气管受压，呼吸不协调，容易惊醒，以至于精神欠佳、食欲不振，并且成人枕头上的异味也会干扰孩子入睡。

怎样通过睡眠判断孩子的健康状况？

睡眠质量关系着孩子的体格和神经发育状况。优质睡眠可以让孩子成长得更加健康、快乐。孩子在正常的睡眠时，状态是安静舒坦、呼吸均匀而无声的。孩子突然出现打呼噜、面红等症状，很可能是生病的前兆。所以，父母要经常注意观察孩子的睡眠状况，以便及早发现各种病症的征兆。

除了打呼噜有可能为气喘前兆外，还有以下五种情况需要父母注意：

● 睡前烦躁、磨人，易惊醒，入睡后全身干涩、面红，脉搏超过正常范围，常预示着孩子要发烧；

● 入睡后撩衣蹬被，并伴有两颧及口唇发红、口渴喜饮或手足心发热等症状，多为阴虚肺热所致；

● 入睡后脸部朝下，屁股高抬，并伴有口舌溃疡、烦躁、惊恐不安等症状，常是孩子患各种急性热病后，余热未净所致；

● 入睡后翻来覆去，反复折腾，常伴有口臭气促、腹部胀满、口干、口唇发红、舌苔黄厚、大便干燥等症状，是胃有宿食的缘故；

● 睡着后不断地咀嚼、磨牙，或为体内有蛔虫，或为白天吃得太多，或为消化不良；

● 睡着后用手搔屁股，且肛门周围有白线头样的小虫在爬动，则是蛲虫病。

要戒掉安抚物吗?

很多孩子有一个属于自己的安抚玩具，有的是妈妈的一件衣服，有的是一个毛绒玩具，有的是一条小毯子。这些小物件在成人的眼里可能再平常不过，但是在孩子眼里，却能起到安抚的作用，可以帮助孩子顺利地度过从依赖到独立的情感发展期，尤其是当孩子处于分离焦虑的时候。

安抚物是孩子安全感的替代来源

当孩子不得不和父母分开时，安抚物能把分离的伤害降到最低。从某种意义上来说，这个安全、柔软、熟悉的"伙伴"可以随叫随到。安抚物应和了孩子对安全感的需求。

因此，对于这种情况，父母无须干涉，更不必生硬地制止甚至夺走孩子的安抚物。父母唯一需要做的就是保持这些物品的洁净，经常清洗这些物品。

很多孩子用安抚奶嘴当安抚物，而过度使用安抚奶嘴会妨碍孩子语言能力的发展，还可能导致孩子夜间哭闹得更厉害。对此，父母需要及早制止、纠正。

安抚物可以让孩子更快地适应环境

很多父母认为孩子对安抚物的依赖是一个弱点，便想让孩子戒掉安抚物。实际上，有研究表明，亲子关系的质量和孩子对安抚物的依恋之间，并没有绝对关联。

孩子和安抚物之间的联结越亲密，他们面对压力时就越能适应压力。小时候孩子借助安抚物化解压力，长大后，即使在安抚物早已不存在的情况下，也能自行化解压力。随着孩子的成长，父母会慢慢发现，孩子不再依恋自己曾经特别喜欢的"起安抚作用的物品"，因为他们还有更多的方法应对生活的变化。

满 6 月龄的孩子吃固体食物才能睡得好？

满6月龄的孩子特别喜欢抓成人的餐具，确切地说，他们是喜欢抓成人手里的任何东西。毕竟看着这些色香味俱全的食物，谁都想赶紧往嘴里塞。但是，固体食物对这个阶段的孩子来说还不是很重要。

实际上，对于这个阶段的孩子来说，95%的热量由母乳或配方奶粉提供；孩子到了9个月的时候，75%的热量仍然由母乳或配方奶粉提供。所以，父母一定要确保孩子在白天的时候不会因为吃了过多的辅食而错过吃奶。否则，夜间，孩子会饿醒。

孩子蹬被子是因为生病了吗？

很多孩子睡觉的时候会蹬被子。孩子蹬被子的原因有很多，不能一概而论，需要父母细心观察。

内热、佝偻病、蛲虫病、小儿肺炎、麻疹、肠套叠、肠绞痛等，都会干扰到孩子的睡眠。患病时，孩子不仅会蹬被子，还会出现易哭闹的明显症状。

对此，父母平时应多给孩子吃蔬菜、水果，多喝水，保证其大便通畅，定期给孩子驱虫、体检，一发现异常就遵医嘱及时治疗。

孩子整晚磨牙，会损伤牙齿吗？

磨牙可以是阶段性出现，也可以在每夜发生。夜间磨牙一般分为3种类型：磨牙型、紧咬型和混合型。

孩子在6～13岁时处于换牙期，都会有磨牙现象。因此，孩子睡觉磨牙也可能和换牙有关系，父母要注意观察孩子磨牙的现象是否一直存在。不在换牙期的孩子若常有磨牙的现象就有可能是患有咬合障碍，需要父母带孩子就医。

睡觉磨牙是什么原因？

排除换牙期的不适，孩子睡觉磨牙的原因可能是肠道有寄生虫、晚餐吃得过饱、精神紧张或亢奋、睡眠姿势不好、牙齿排列不齐、缺乏维生素D等。

肠道有寄生虫

蛔虫寄生在孩子的小肠内，不仅会掠夺营养物质，还会刺激肠壁，分泌毒素，引起消化不良。肚子经常隐隐作痛，孩子就会出现失眠、烦躁和夜间磨牙等情况。另外，蛲虫也会引起磨牙。蛲虫平时寄生在人体的大肠内，孩子入睡以后，蛲虫会悄悄地爬到肛门口产卵，引起肛门瘙痒，使孩子睡得不安稳，出现磨牙的情况。

晚餐吃得过饱

晚餐吃得过饱不仅会影响营养素的吸收率，而且会增加胃肠道的负担。因为入睡时，胃肠道里如果还积存着大量没有被消化的食物，整个消化系统就不得不"加夜班"，甚至连咀嚼肌也会被动员起来，不由自主地收缩，引起磨牙。

精神紧张或兴奋

少数孩子平时并不磨牙，但临睡时听了扣人心弦的故事，或刚看完恐怖、紧张的电视或动画片后，由于神经系统过于兴奋，也会出现夜间磨牙的问题。

孩子压力大的时候，如不适应幼儿园生活、害怕班里的某个小朋友、与父母或者家人争吵等，会因精神紧张而在晚上磨牙。

此外，一些过于活跃的孩子也会出现夜间磨牙的问题。

睡眠姿势不好

睡觉时，孩子若经常将头偏向一侧，会造成咀嚼肌不协调，使受压的一侧咀嚼肌发生异常收缩，出现磨牙。孩子晚上蒙着头睡觉，由于二氧化碳过度积聚，氧气供应不足，也会出现磨牙的问题。

牙齿排列不齐

咀嚼肌用力过度或长期用一侧牙齿咀嚼食物，以及牙齿咬合关系不好，发生颞下颌关节功能紊乱，也会引起夜间磨牙。而且，牙齿排列不齐的孩子的咀嚼肌的位置往往不正常，晚上睡觉时，咀嚼肌就会无意识地收缩，引起磨牙。

缺乏维生素 D

体内钙、磷代谢紊乱，会引起骨骼脱钙、肌肉酸痛和植物神经紊乱，从而让孩子常常出现多汗、夜惊、烦躁不安和夜间磨牙等症状。

怎么解决睡觉磨牙?

给孩子驱虫

如果孩子肠道有寄生虫,父母就要给孩子驱虫,平时养成良好的卫生习惯。

给孩子补充维生素 D

如果孩子缺乏维生素 D,那么父母要在医生的指导下给孩子补充维生素 D、钙,平时多带孩子晒太阳。

定期看牙科医生

对于颞下颌关节功能紊乱的孩子,父母要定期带孩子看牙科医生,根据医生的建议做牙齿矫正治疗。

注意睡前饮食

父母不要让孩子在临睡时吃得过饱,也不要让孩子吃饱后立即上床睡觉。

帮孩子解除心理压力

父母要经常和老师、孩子沟通,及时帮助孩子解决难题,解除孩子的心理压力。

调整孩子睡姿

父母要及时帮助孩子调整睡姿,不要让孩子养成蒙头睡觉的习惯。

家有二宝，怎样做到规律睡眠？

家有二宝，既增添了许多热闹和欢乐，也会出现许多问题。例如，怎样安排两个孩子的睡眠就是令许多父母颇为头疼的问题。

培养孩子们的睡眠习惯

孩子的睡眠习惯是培养出来的，父母要从小培养孩子的睡眠习惯。孩子越小，有规律的睡眠习惯就越重要。

安排好二宝的午睡

午觉睡眠的训练方式和夜间睡眠的训练方式一样，只是在时间上缩短了一些。以调整二宝的午睡时间为例，父母可以这样做：每天让二宝早上早起15分钟，白天早睡 15 分钟。几天后，二宝的午睡时间就会提前一个小时。

家有双胞胎，怎样进行睡眠训练？

有双胞胎的家庭的幸福指数会直线上升，麻烦指数也是有增无减。

即使有他人帮助，父母也会累到筋疲力尽。不过，父母如果懂得事先规划，身体状态和精神状态就会好很多。

尽早开始睡眠训练

对于双胞胎家庭来说，父母的烦恼之一就是两个孩子因为睡在同一个房间，常常会吵醒彼此。养育双胞胎的工作量本来就很大，而帮助孩子养成一个好的睡眠习惯更是养育孩子过程中的一个特别重要的环节。

因此，父母需要尽早对双胞胎进行睡眠训练。这一训练可在孩子出生后就开始。他们睡醒1～2个小时后，父母就应该试着让他们睡个小觉。如果任由他们玩耍，一旦过度疲劳，入睡就会变得非常困难。

尝试控制孩子早上醒来的时间

看到一个孩子早上醒来时，父母要跟他说："白天开始了，夜晚的睡眠结束了。"此时，父母还需要把另一个孩子叫醒。这个过程开始得越早，他们休息得就越好，父母成功的可能性就越大。

让两个孩子一起小睡

两个孩子早上都醒来后，父母要做的就是要让他们的清醒时间保持在一个很短的范围内，即将两个起床一两小时的孩子一起睡个小觉。

到了晚上，父母要为他们安排较早的上床时间，这样可以使白天的小睡变得更有规律，而且小睡的时间也会延长。另外，安抚两个孩子的风格也要尽量一致。

如何解决多动症孩子的睡眠问题？

多动症，又称注意力缺陷多动障碍，是儿童、青少年常患的精神健康疾病之一，也是学龄儿童患病率颇高的发育与行为疾病。多动症主要表现为注意力缺陷（通俗而言是注意力不集中、易分心、不专心）、多动或冲动易怒。有的孩子以注意力缺陷为主，有的孩子以多动、冲动为主，还有一些孩子则表现为三种症状并存。

目前越来越多的儿童和成人被诊断患有多动症。多数儿童并不是因为注意力不集中或多动而就诊，往往是因为患病的表现（如入睡困难、夜间醒来频繁等）而就诊。很多多动症患儿患有睡眠问题或睡眠障碍，进而加重白天的注意缺陷及多动症状，形成恶性循环。

多动症儿童有哪些睡眠问题？

● 入睡困难，失眠，白天容易睡觉而夜晚不易入睡。

● 早晨难以被唤醒，睡眠时间少。

● 睡眠中的不自主运动增多、周期性肢体翻动增多。

● 多梦，睡眠中容易出现惊醒、尿床等。

● 睡行症。

如何改善多动症儿童的睡眠质量？

● 创造一个舒适的睡眠环境。父母要从生活中的一些细节做起，如在孩子睡觉的时候，把电视机的声音调小，尽量让睡觉的氛围变得舒适、安静。

● 确保孩子每天都有时间锻炼身体，接受充足的阳光照射。

● 提供富含膳食纤维、蛋白质的饮食。

● 严格遵守小睡时间安排。

● 制定一套稳定的睡前程序，包括安静地游戏、阅读、按摩等。

● 向医生咨询如何治疗过敏、打呼噜以及其他睡眠干扰。